W0083134

Benno Werner

Gesunde Krankheiten

Benno Werner

Gesunde Krankheiten

Strategien des Körpers zum
Schutz der Gesundheit

Herbig

Die Informationen, Tipps und Hinweise in diesem Buch sind
vom Autor nach bestem Wissen und Gewissen zusammengestellt und
von Autor und Verlag sorgfältig geprüft worden, dennoch kann keine
Garantie übernommen werden. Jegliche Haftung des Autors bzw.
des Verlages und seiner Beauftragten für Gesundheitsschäden sowie
Personen-, Sach- und Vermögensschäden ist ausgeschlossen.

Besuchen Sie uns im Internet unter:
www.herbig-verlag.de

© 2009 F. A. Herbig Verlagsbuchhandlung GmbH, München,
für die deutschsprachige Ausgabe
Alle Rechte vorbehalten
Umschlaggestaltung: Wolfgang Heinzel
Lektorat: Gabriele Berding
Herstellung und Satz: VerlagsService Dr. Helmut Neuberger
& Karl Schaumann GmbH, Heimstetten
Gesetzt aus der 11,25/14,15 Punkt Minion
Druck und Binden: GGP Media GmbH, Pößneck
Printed in Germany
ISBN 978-3-7766-2621-6

Inhalt

Gesunde Krankheiten

Einleitung

Den meisten von uns ist klar, dass unser Körper ein wahres Wunderwerk ist, dennoch neigen wir dazu, ihn maßlos zu unterschätzen. Wenn wir einmal krank sind, glauben wir, dass er zu schwach ist, sich gegen die vermeintlich übermächtige Krankheit zur Wehr zu setzen. Wir sehen ihn als Opfer, als armes, bemitleidenswertes und hilfloses Opfer. Beim ersten Schnupfen denken wir, dass die Viren die Schlacht gewonnen hätten und wir dringend auf ein Schnupfenspray angewiesen seien. Bei Fieber folgen wir den Anweisungen unseres Arztes und nehmen ein fiebersenkendes Medikament ein, damit der geschwächte Körper nicht noch weiter geschwächt wird, schließlich ist mit Fieber nicht zu spaßen. Bei Sodbrennen gehen wir davon aus, dass unser Körper aufgrund irgendwelcher Funktionsstörungen zu viel Säure produziert. Mit sogenannten Säureblockern, die die Säureproduktion hemmen oder sogar ganz unterbinden, eilen wir ihm zu Hilfe. Bei allergischen Reaktionen gehen wir ähnlich vor. Wir glauben den Ärzten und interpretieren sie als funktionelle Störung des Immunsystems. Diese Reaktionen mithilfe starker Medikamente zu unterbinden, erscheint uns als probates Heilmittel.

Unser Körper ist aber nicht so schwach und fehlerhaft, wie wir glauben. Er existiert bereits seit vielen Jahrtausenden. Millionen und Abermillionen von Bakterien, Viren, Pilzen und anderen Mikroorganismen haben ihm mittlerweile nach dem Leben getrachtet. Unzählige Schlachten hat er schon geschlagen und immer wieder hat er neue Strategien entwickelt, um sein Überleben zu sichern. Eine unglaubliche Leistung.

Unser Körper ist kein Opfer, das sich einfach überrennen und in eine passive Rolle zwingen lässt. Er ist der Täter. Er ist es, der viele unserer Krankheiten selbst inszeniert. Nicht, um uns zu ärgern, und auch nicht, weil er den Mikroorganismen und anderen Einflüssen aus der Umwelt schutzlos ausgeliefert wäre. Nein, viele vermeintliche Krankheiten sind in Wirklichkeit wertvolle Strategien, die unser Körper im Lauf der Evolution entwickelt hat. Er setzt sie ganz gezielt ein, um unser Überleben und unser Wohlergehen langfristig zu sichern.

Es grenzt an ein Wunder, was sich da in unserem Inneren, in jeder einzelnen unserer Zellen, abspielt. Die Intelligenz, die in unserem Körper wirkt, ist unfassbar. Genauso unfassbar ist es allerdings auch, dass die moderne Medizin diesen sprudelnden Urquell des Lebens nicht nutzt. Ja, viel schlimmer noch, sie interpretiert diese wertvollen Überlebensprogramme, die der Körper in vielen Jahrtausenden akribisch genau entwickelt und seinen Bedürfnissen angepasst hat, als Krankheiten und bekämpft sie mit allen ihr zur Verfügung stehenden Mitteln. Entgegen aller Vernunft arbeitet sie gegen die lebensbejahenden und gesundheitsfördernden Kräfte der Natur und legt damit den Grundstein für zahlreiche chronische Krankheiten.

Gewiss, die moderne Medizin ist in der akuten Notfallversorgung, in der Chirurgie und in der Behandlung akuter Krankheiten unübertroffen und hat sich hier zahlreiche Verdienste erworben. Dafür sollten wir alle, aus tiefstem Herzen, dankbar sein. Dies darf aber nicht darüber hinwegtäuschen, dass sie oftmals die natürlichen Zusammenhänge verkennt und mit ihren therapeutischen Bemühungen katastrophale Entwicklungen einleitet.

Es ist an der Zeit, die Natur zu würdigen und dem Körper den Respekt entgegenzubringen, der ihm gebührt. Er war es, der unser Überleben ermöglicht hat, und er ist es, der unsere Gesundheit und unser Wohlbefinden in die Zukunft hinüberretten kann. Es sollte unser Anspruch sein, ihn zu verstehen. Erst dann können wir ihn in seinen Bemühungen unterstützen und seine schier unermesslichen Selbstheilungskräfte in vollem Umfang nutzen.

Grundlagen

Gesundheit und Krankheit

Verwechslung nicht ausgeschlossen

Gesundheit und *Krankheit* sind Begriffe, über die wir uns normalerweise keine tiefer gehenden Gedanken machen. Wenn es uns gut geht, glauben wir gesund zu sein, und wenn wir uns schlecht fühlen, gehen wir davon aus, dass wir krank sind. Die Weltgesundheitsorganisation (WHO) folgt dieser allgemeinen Einschätzung. Sie definiert die Gesundheit als »Zustand völligen körperlichen, geistigen, seelischen und sozialen Wohlbefindens«. In Anlehnung an diese Definition gilt die Krankheit als Zustand, bei dem das Wohlbefinden gestört ist und der Patient sich krank fühlt.

Auf den ersten Blick erscheint diese Definition durchaus sinnvoll. Bei näherer Betrachtung stellt sich allerdings heraus, dass sie nicht der Wahrheit entspricht. Ja, es zeigt sich sogar, dass sie gefährlich ist und dass sie der Ausgangspunkt vieler Fehlbehandlungen und die Ursache zahlreicher Krankheiten ist. Eine Störung des Wohlbefindens kann nämlich durchaus darauf hindeuten, dass der Körper äußerst vital und gesund ist. Umgekehrt kann ein ständiges Gefühl des Wohlbefindens mit einer schweren Krankheit einhergehen.

Denken wir nur einmal an all die Menschen, die jahrelang vermeintlich gesund gewesen sind und plötzlich von ihrem Hausarzt die Diagnose *Krebs* gestellt bekommen. Jahrelang hatten sie keinen Husten und keinen Schnupfen, jahrelang war ihr Wohlbefinden nicht getrübt und dennoch wuchs in ihrem Inneren eine schwere Krankheit heran. Niemand wird bezweifeln, dass diese Menschen schon lange vor der Diagnose schwer krank waren – und dennoch fühlten sie sich kerngesund.

Auf der anderen Seite sind auch Krankheiten nicht immer das, was sie zu sein scheinen. Ein Beispiel hierfür ist die Infektion des Darms mit harmlosen Würmern wie z. B. dem Schweinebandwurm. Bis in das 20. Jahrhundert hinein war sie eine alltägliche Erscheinung, an die man sich gewöhnt hatte und der man im Rahmen der Medizin kaum Beachtung schenkte. Dies änderte sich jedoch, als die Hygiene immer weiter ins Bewusstsein drang und immer mehr Hygienevorschriften zur Vermeidung von Krankheiten erlassen wurden. Im Zuge dieser Entwicklung wurde jede Wurminfektion zu einer Krankheit erklärt und fortan mit allen Mitteln bekämpft. Mithilfe der modernen Medikamente gelang es schließlich innerhalb weniger Jahrzehnte, die Würmer im Darm nahezu auszurotten und die vermeintliche Gesundheit des Darms wiederherzustellen.

Dieser Sieg über die Würmer wurde als Erfolg der modernen Medizin gefeiert. Heute scheint es, dass dieser Sieg der Anfang einer katastrophalen Entwicklung war. Je weiter nämlich die Würmer zurückgedrängt wurden, desto stärker breiteten sich neue Krankheiten aus, die man bis dahin kaum kannte. Eine von ihnen ist die Entzündung der Darmschleimhaut, eine andere die Allergie.

Die Zusammenhänge sind noch nicht gänzlich erforscht. Wissenschaftler vermuten allerdings, dass sich im Lauf der Evolution zwischen den Würmern und dem menschlichen Immunsystem ein Gleichgewicht entwickelt hat, mit dem beiden Lebewesen gedient war. Als die Würmer aus dem Darm verschwanden, kippte dieses Gleichgewicht und plötzlich fehlte den Abwehrkräften, die sich bisher gegen die Würmer gerichtet hatten, die Angriffsfläche. In Ermangelung eines Gegners richteten sie sich dann gegen körpereigene Strukturen, was die Entstehung von Autoimmunerkrankungen einleitete. In diese Gruppe gehören neben Colitis ulcerosa, Morbus Crohn und anderen Entzündungen der Darmschleimhaut auch Rheuma, Multiple Sklerose, Sklerodermie, Myasthenia gravis und zahlreiche andere Krankheiten.

Auf der Grundlage der Darmentzündung entwickelte sich noch ein anderes Krankheitsbild, das heute weitverbreitet ist – die Allergie. Durch die Entzündung verliert die Darmschleimhaut ihre Barrierefunktion, die Poren weiten sich und werden durchlässiger. Zahlreiche schädliche Substanzen können dann nicht mehr zurückgehalten werden und gelangen vermehrt ins Blut. In der Folge wird der Körper immer stärker belastet. Schließlich kommt der Tag, an dem der berühmte Tropfen das Fass zum Überlaufen bringt und die Allergie ihren Anfang nimmt.

Mehr als 600 000 Menschen sind heute in Deutschland von Colitis ulcerosa bzw. Morbus Crohn betroffen, wesentlich mehr noch von einer anderen, meist latenten Form der Entzündung der Darmschleimhaut, und mehr als 20 Millionen leiden an einer Allergie – Tendenz steigend.

Interessanterweise versucht man nun, die Entwicklung rückgängig zu machen. Man hat nämlich erkannt, dass Wurminfektionen das aufgebrachte Immunsystem beruhigen und die Entzündung der Darmschleimhaut zum Abklingen bringen. Seit Neuestem werden Patienten mit einem Wurmcocktail behandelt. Im Abstand von zwei Wochen trinken sie eine Flüssigkeit, die bis zu 2500 Eier des Schweinebandwurms – auch Peitschenwurm genannt – enthält. Die Eier platzen im Darm auf und setzen die Würmer frei. Wenn alles nach Plan läuft, sterben die Würmer nach etwa zehn Tagen ab, sodass es zu keiner wirklichen Ansiedelung kommt. Aus diesem Grund muss der Wurmcocktail mit den Eiern nach etwa 14 Tagen erneut eingenommen werden.

Auch die Entstehung von Magenkrebs wird heute im Zusammenhang mit einer Wurminfektion gesehen. Lange Zeit glaubte man, dass Magengeschwüre ein rein psychosomatisches Phänomen seien und auf der Grundlage von Stress und anderen psychologischen Faktoren entstünden. Erst in den Achtzigerjahren des letzten Jahrhunderts stellte man fest, dass in vielen Fällen auch ein Bakterium – Helicobacter pylori – an der Entstehung von Magenschleimhautentzündungen und Magengeschwüren beteiligt ist und dass die Wahrscheinlichkeit, an Magenkrebs zu erkranken, dadurch erhöht wird.

Im Rahmen von Tierversuchen wurden Mäuse mit Helicobacter felis infiziert, einer Helicobacter-Art, die man häufig bei Katzen findet. Die Mäuse, die gleichzeitig auch mit Würmern (Heligmosomoides polygyrus) infiziert wurden, kamen mit den Bakterien wesentlich besser zurecht als ihre Artgenossen. Sie produzierten wesentlich mehr Immunzellen und hatten als Folge davon deutlich weniger Krankheitssymptome.

Bei uns Menschen scheint es ähnlich zu sein. Zum Beispiel sind Afrikaner im selben Maße mit Helicobacter pylori infiziert wie Lateinamerikaner. Sie erkranken aber viel seltener an Magenkrebs. Manche Forscher vermuten, dass dies mit den Wurminfektionen zusammenhängt, die in Afrika wesentlich weiter verbreitet sind als in Lateinamerika.

Was bis vor wenigen Jahren noch als Krankheit angesehen wurde, erscheint plötzlich in einem ganz neuen Licht. Demnach wäre die Infektion mit harmlosen Würmern wie z. B. dem Peitschenwurm keine Teufelei, die sich die Natur ausgedacht hat, um uns zu ärgern, sondern eine weitere Strategie, mit der die Gesundheit und das Wohlbefinden, zumindest langfristig betrachtet, positiv beeinflusst werden. Zugegeben, es gibt Schöneres, als sich 2500 Eier vorzustellen, die im eigenen Darm aufplatzen und eine Armada von Würmern freisetzen, die anschließend den ganzen Darm bevölkern. Aber die Krankheiten, die sich als Alternative anbieten, sind auch nicht gerade das, was man sich wünscht.

Gesundheit und Krankheit sind ein wirklich kniffliges Thema. Häufig sind sie nicht so leicht zu unterscheiden, wie dies die Definition der WHO vermuten lässt. Viele Abläufe in unserem Körper, die uns krank erscheinen, die uns Schmerzen bereiten und unser Wohlbefinden beeinträchtigen, helfen uns, unsere Gesundheit zu erhalten. Und viele Therapien, die diese Symptome kurieren oder lindern und das Wohlbefinden des Patienten spontan verbessern, provozieren langfristig gesehen Krankheiten.

Wir wollen den Dingen auf den Grund gehen und dabei ganz vorne anfangen – bei der Natur.

Demut und Bescheidenheit

Die unglaubliche Vielfalt des Lebens

Die Natur ist ein wahres Wunderwerk. Vor knapp vier Milliarden Jahren hat sie hier auf der Erde das erste Leben – einfache Mikroorganismen – hervorgebracht. Vor etwa 500 Millionen Jahren ist sie regelrecht explodiert. Die Biologen sprechen vom Urknall der Biologie. Die Artenvielfalt, die sie in den folgenden Jahrmillionen zum Leben erweckte, ist atemberaubend. Millionen und Abermillionen verschiedener Arten haben bisher den Erdball bevölkert. Die heute noch lebenden Arten sind ein Beleg dieser überbordenden Lebendigkeit. Der Wissenschaft sind heute etwa zwei Millionen Tierarten und mehr als 250 000 Pflanzenarten bekannt. Man schätzt die tatsächliche Artenvielfalt aber als noch wesentlich größer. Manche Forscher sprechen von fünf Millionen verschiedenen Arten, manche nennen sogar noch weitaus größere Zahlen, bis hin zu 30 Millionen. Würden wir jeden Tag eine neue Art entdecken, bräuchten wir mindestens noch 800 Jahre, um sämtliche Arten katalogisieren zu können. Wenn wir von 30 Millionen verschiedenen Arten ausgehen, müssten wir uns noch 5600 Jahre gedulden, um die Tierwelt zu erfassen. Bis dahin haben sich aber wieder Tausende neuer Arten gebildet, sodass man konstatieren muss: »Die Natur wächst schneller, als wir sie begreifen können.«

Überall, wo wir hinblicken, ob in die alpinen Regionen des Hochgebirges oder in die Sanddünen der Sahara, in die Fels-formationen des Grand Canyon oder in die undurchdringlichen Regenwälder Amazoniens – überall finden wir Tiere und Pflanzen. Selbst in dem Eis der Polargebiete und in dem kochenden Wasser über den unterseeischen Vulkanen hat sich das Leben einen Platz erobert, an dem es gedeiht.

In uns selbst spiegelt sich diese enorme Vielfalt wider. Unser Körper besteht aus ungefähr 100 000 Milliarden Zellen. Ebenso viele Bakterien bilden die sogenannte Darmflora. Unser Erbgut, das in Form der DNS zusammengerollt in jedem einzelnen Zellkern zu finden ist, ergibt aneinandergereiht eine Strecke von 20 Milliarden Kilometer, das entspricht ungefähr 130-mal dem Abstand zwischen Erde und Sonne.

In jeder Sekunde unseres Lebens sterben bis zu 50 Millionen unserer Körperzellen ab und werden durch ebenso viele neue ersetzt. Es ist kaum zu ermessen, welche Logistik der Körper hier zu bewältigen hat. Schon alleine die Fähigkeit, in jeder Sekunde 50 Millionen neue Zellen bereitzustellen, ist eine kaum zu überbietende Leistung. Noch viel beeindruckender aber ist die Tatsache, dass der Körper in diesem rasanten Hin und Her nicht den Überblick verliert und genauso viele Zellen produziert, wie auch tatsächlich absterben. Für jede Körperzelle, die untergeht, wird exakt eine einzige neue Zelle produziert. Keine mehr und keine weniger. Wie ihm das gelingt, ist bis heute noch ein großes Rätsel.

Wenn wir uns die Stoffwechselvorgänge betrachten, stellen wir denselben Gigantismus fest. Mehr als 30 000 verschiedene Enzyme sind hier am Wirken. In jeder einzelnen Körperzelle stoßen sie, in jeder Sekunde unseres Lebens, bis zu 100 000 verschiedene chemische Reaktionen an. Es grenzt an ein Wunder. All diese Vorgänge laufen harmonisch ineinander und gemeinsam produzieren sie das, was wir Gesundheit und Wohlbefinden nennen.

In Anbetracht der ungeheuren Anzahl von chemischen und physikalischen Reaktionen ist es nicht verwunderlich, dass es auch zu Fehlern kommt. Von den etwa 4000 Milliarden Körperzellen, die jeden Tag produziert werden, haben 20 000 einen genetischen Defekt, ungefähr 2000 sind sogar Krebszellen. Jede einzelne von ihnen stellt eine enorme Bedrohung für unsere Gesundheit dar.

Doch die Natur hat auch diesbezüglich bestens vorgesorgt. Sie hat uns mit einem Abwehrsystem ausgestattet, das, wie der Name schon sagt, in der Lage ist, Krankheiten und Krankheitserreger abzuwehren. Mehr als 1000 Milliarden Zellen durchforsten ständig unseren Körper. Ihre Aufgabe ist es, kranke Zellen aufzuspüren, sie unschädlich zu machen und den Ausscheidungsorganen zuzuführen. Bei Bedarf sind sie in der Lage, innerhalb weniger Sekunden Millionen von Antikörpern zu produzieren, die sie in ihrer Arbeit unterstützen.

Das Abwehrsystem ist auch in der Lage, Angriffe von außen abzuwehren. Es bekämpft Bakterien, Viren, Pilze und andere Mikroorganismen, die wir tagtäglich millionenfach mit der Luft einatmen oder mit der Nahrung zu uns nehmen. 200 g Rohkostsalat beispielsweise enthalten, selbst wenn er unter fließendem Wasser abgewaschen wurde, etwa zehn Millionen Pilze und Pilzsporen. Könnte sich nur ein Bruchteil davon im Körper ansiedeln, hätte dies dramatische Auswirkungen auf die Gesundheit. Auch Umweltgifte werden größtenteils durch das Abwehrsystem unschädlich gemacht. Sogenannte Fresszellen nehmen die gefährlichen Substanzen in sich auf, zerstören und entsorgen sie. Doch dieses Abwehrsystem kann noch wesentlich mehr. Es repariert entstandene Schäden, kuriert Verletzungen und heilt Krankheiten.

Ein anderes wirkungsvolles Hilfsmittel im Dienste unserer Gesundheit sind Medikamente, die unser Körper selbst herstellt. Tausende solcher Substanzen sind mittlerweile bekannt. Einige wenige davon seien hier stellvertretend aufgeführt. In den Nieren und den ableitenden Harnwegen haben Forscher in jüngster Vergangenheit ein Antibiotikum isoliert, das von den Schleimhautzellen produziert wird. Sobald der Körper Bakterien im Urogenitaltrakt wahrnimmt, fährt er die Produktion dieser Substanz hoch und sagt damit den Eindringlingen den Kampf an. Cortison, das in den Nebennieren gebildet wird, hat ebenfalls einen Einfluss auf unser Abwehrsystem. Es verhindert, dass die Entzündung als Abwehrreaktion gegen den Feind zu stark ausfällt und körpereigenes Gewebe zerstört. Interferone dagegen forcieren die körpereigene Abwehr. Sie aktivieren Immunzellen, bekämpfen Viren und hemmen das Wachstum von Krebszellen. Endorphine, die im Gehirn ausgeschüttet werden, lindern Schmerzen und hellen das Gemüt auf. Endogene Cannabinoide, also haschischähnliche Substanzen, die ebenfalls im Gehirn produziert werden, bewahren die Nervenzellen vor einer schädlichen Überaktivität bei emotionalem und körperlichem Stress. Man geht davon aus, dass sie auch epileptische Krämpfe verhindern oder zumindest abschwächen können. Glutathion ist ein weiteres Wundermittel aus unserer natürlichen Hausapotheke. Es zählt zu den wirkungsvollsten Heilmitteln unseres Körpers, mit deren Hilfe er die schädlichen und zu Recht überaus gefürchteten freien Radikale bekämpft.

Die Liste dieser körpereigenen Heilmittel ließe sich beliebig erweitern. Der menschliche Organismus sah sich im Lauf seiner langen Entwicklung immer wieder vor neuen Herausforderungen und immer wieder ist es ihm gelungen, sie zu meistern. Auch wenn zahlreiche Individuen sterben mussten, wie z. B. bei der Pest, so hat er doch immer wieder einen Weg gefunden, sich erfolgreich gegen die Bedrohungen zur Wehr zu setzen. Die Menschheit lebt heute immer noch und das haben wir nicht der Medizin zu verdanken, nicht den Erkenntnissen im Bereich der Hygiene und auch nicht den Errungenschaften der modernen Technik. Nur einer hat das

Überleben der Menschheit in den letzten Jahrtausenden bewerkstelligt – und das war der Körper. In ihm wirkt eine ganz große Macht. Wir können sie Gott nennen, Allah, Brahma, den großen Geist oder Buddha. Vielleicht auch die Schöpfungskraft oder die universelle Intelligenz. Mir persönlich fällt es leichter, von der Natur zu sprechen. Aber wie immer man es nennen möchte: Wichtig ist nur, dass wir uns dieser Kraft bewusst sind und dass wir realisieren, dass sie schon lange vor uns da war und noch lange nach uns da sein wird. Diese Urkraft ist es, die das Leben erschaffen hat, und sie ist es auch, die mit Argusaugen über unser Wohlbefinden und unser Weiterleben wacht.

Die Ärzte des Altertums wussten das noch zu würdigen. Sie waren weise genug, um der Natur den nötigen Respekt entgegenzubringen. »Natura sanat, medicus curat – die Natur heilt, der Arzt behandelt« war eine der wichtigsten Weisheiten, die sie ihren Schülern mit auf den Weg gaben. Demut und Bescheidenheit wurden als wichtige Grundpfeiler der ärztlichen Ethik verstanden. Und Albert Schweitzer, der Missionsarzt, der den Friedensnobelpreis erhielt, formulierte sinngemäß: »Das Beste, was wir als Arzt tun können, ist, dem inneren Arzt Zeit zu geben, den Patienten zu heilen.«

Placeboeffekt und Spontanheilung

Der Körper kann sich selbst heilen

Der Placeboeffekt und die Naturheilkunde

Bis vor wenigen Jahren sah sich die Naturheilkunde starken Anfeindungen seitens der Schulmedizin ausgesetzt. Immer wieder wurde behauptet, dass sie unwissenschaftlich sei und ihre Erfolge ausschließlich auf dem Placeboeffekt beruhten. Patienten, die sich dennoch naturheilkundlich behandeln ließen und tatsächlich beeindruckende Heilungen vorzuweisen hatten, wurden belächelt. Ein dankbares Ziel für die Angriffe war die Homöopathie, deren Wirkmechanismen bis heute noch nicht einmal ansatzweise verstanden sind. Aber auch andere Therapien wurden aufs Korn genommen. Eine davon war die Akupunktur.

Der Schmerzforscher Konrad Streitberger entwickelte eine Akupunkturnadel, die sich nach dem Einstich teleskopartig zusammenschob. Auf diese Weise wurde die Akupunktur nur vorgetäuscht, denn viele Akupunkturpunkte liegen in den tieferen Schichten des Gewebes und müssen, so die Theorie, genau getroffen werden, damit sich eine heilende Wirkung entfalten kann. Streitberger behandelte einen Teil seiner Patienten mit Schulterverletzungen mit echten Nadeln, die anderen mit seinen Scheinnadeln. Die Ergebnisse waren ähnlich. Von den Patienten, die eine »echte« Akupunktur erhielten, waren 74%

zufrieden. Die Scheinakupunktur hatte bei 64% eine zufriedenstellende Wirkung. Das legte natürlich den Schluss nahe, dass die Akupunktur an sich wirkungslos sei und nur der Glaube an die Methode den ersehnten Erfolg bringe.

Eine andere Studie, die zur Erforschung der Akupunktur veröffentlicht wurde, erregte noch größeres Aufsehen. Sie lief über vier Jahre und Tausende von Patienten nahmen daran teil. Es wurden drei Gruppen gebildet. Die erste Gruppe wurde nach den strengen Richtlinien der Traditionellen Chinesischen Medizin behandelt. Die Punkte wurden genau ausgewählt. Die zweite Gruppe bekam eine Scheinakupunktur. Sie wurde zwar auch genadelt, aber die Auswahl der Punkte erfolgte wahllos und rein zufällig. Die dritte Gruppe wurde ausschließlich mit schulmedizinischen Methoden therapiert – Massagen, Krankengymnastik und Medikamenten.

Ein Ergebnis dieser Studie war, dass die Scheinakupunktur ähnlich erfolgreich war wie die traditionelle. Eine Abnahme der Schmerzen und eine Verbesserung der Gelenkfunktion fand sich bei 48% der Patienten. Dem gegenüber standen Heilungserfolge bei 51% der Patienten, die mit der »echten« Methode therapiert wurden.

Der *Spiegel* kommentierte die Studie: »Ein Fall von eingebildeter Heilung«. Das war natürlich Wasser auf die Mühlen der Gegner, die es immer schon besser gewusst hatten. Allerdings gab es auch einen Wermutstropfen. Die Heilungserfolge in der dritten Gruppe, die ausschließlich schulmedizinisch behandelt wurde, fielen deutlich geringer aus. Hier lag die Erfolgsquote gerade einmal bei 28%.

Das war sehr ernüchternd. Viele Jahre wurde die Akupunktur bekämpft und verspottet und in den Bereich der Gaukler und Scharlatane gedrängt, und jetzt stellte sich plötzlich heraus, dass sie bei der Behandlung von Knie- und Kreuzschmerzen fast doppelt so gut ist wie die konventionelle schulmedizinische Therapie – und das ganz ohne Nebenwirkungen. Das war eine bittere Pille, die da manch einer zu schlucken hatte. Aber nicht die einzige.

Der Placeboeffekt und die Schulmedizin

Lange Zeit wurde nach außen hin ein Bild vermittelt, dass die Schulmedizin über jeden Placeboeffekt erhaben sei, schließlich sind ihre Ergebnisse wissenschaftlich gewonnen, objektiv und reproduzierbar, unabhängig von Patient und Behandler. Aber auch das stellte sich als Irrtum heraus. Selbst in Bereichen, in denen man das gar nicht vermutet hätte, zumindest nicht in diesem Umfang, spielt der Placeboeffekt eine enorm wichtige Rolle.

Viele Patienten, die Knieschmerzen haben, gehen zu ihrem Orthopäden und lassen sich eine Arthroskopie machen, eine Gelenksspiegelung. Diese Methode wird sehr häufig angewendet. Umgangssprachlich wird sie auch als »Gelenktoilette« bezeichnet. Die Argumente, die für dieses Verfahren ins Feld geführt werden, sind durchaus logisch und überzeugend. Über die Jahre nutzt sich der Knorpel ab, er verliert seine glatte Oberfläche und franst aus. Im Gelenkspalt lagern sich Teile dieses Abnutzungsprozesses an, reiben bei jeder Bewegung an dem umliegenden Gewebe und verursachen Schmerzen. Was gibt es also Besseres, als den Gelenkspalt zu reinigen, den Gelenkknorpel glatt zu polieren und den natürlichen Zustand wiederherzustellen?

Das alles klingt so logisch, dass lange Zeit niemand auf die Idee kam, das Ganze zu hinterfragen. Einer der Ersten, der dies dennoch tat, war James Bruce Moseley, der ehemalige Arzt der amerikanischen Basketball-Nationalmannschaft. Er teilte seine Patienten in zwei Gruppen ein. Die eine Gruppe wurde nach allen Regeln der Kunst operiert, die andere bekam nur einen oberflächlichen Schnitt am Knie, um eine Operation vorzutäuschen. Insgesamt nahmen 180 Patienten an dieser Studie teil.

Die Ergebnisse waren verblüffend. Ganz gleich, ob die Patienten wirklich oder nur zum Schein operiert wurden, die meisten von ihnen waren mit dem Eingriff sehr zufrieden. Selbst Jahre danach konnten keine wesentlichen Unterschiede zwischen beiden Gruppen festgestellt werden. Die zum Schein Operierten konnten genauso gut laufen und waren genauso schmerzfrei wie die tatsächlich Operierten.

Dies war die wohl aufsehenerregendste Studie, die zum Thema Placeboeffekt und Schulmedizin in den letzten Jahren veröffentlicht wurde. Es gibt aber noch zahlreiche andere, die in dieselbe Richtung deuten. Patienten mit chronischen Bauchschmerzen, die auf inneren Verwachsungen beruhen, wurden ebenfalls in zwei Gruppen aufgeteilt. Die eine Gruppe wurde auf herkömmliche Art operiert, wobei die Verwachsungen aufgelöst wurden. Die andere Gruppe erhielt nur eine Scheinoperation – die Verwachsungen blieben erhalten. Auch hier zeigte sich, dass die Ergebnisse ähnlich waren. In beiden Gruppen traten Verbesserungen in gleichem Maße auf.

Kleinkinder unter zwei Jahren leiden sehr häufig an Mittelohrentzündung. Eine gängige Therapie ist die Entfernung der Polypen. Eine finnische Studie konnte nun den Nachweis erbringen, dass die Scheinbehandlung genauso erfolgreich ist wie der tatsächliche Eingriff.

Die Gegner der Naturheilkunde, die so großen Wert auf Wissenschaftlichkeit gelegt hatten, nahmen solche Ergebnisse zum Anlass, die Therapieverfahren der Naturheilkunde zu verurteilen und deren Anwender der Scharlatanerie zu bezichtigen. Sollten wir nun dasselbe mit der Schulmedizin tun? Ich denke nicht. Sowohl die Naturheilkunde als auch die

Schulmedizin haben Großartiges geleistet. Sie zu verurteilen bringt uns nicht wirklich weiter. Vielmehr sollten wir versuchen, aus diesen Versuchen etwas zu lernen. Sie zeigen uns, dass wir einen wichtigen Helfer in uns haben, der, wenn man an ihn glaubt und ihm Vertrauen schenkt, wahrhaft Großes zu leisten imstande ist. Wie großartig dieser innere Arzt tatsächlich ist, sieht man an den folgenden Zusammenhängen.

Der Placeboeffekt ist nachweisbar

Lange Zeit glaubte man, dass der Placeboeffekt nichts anderes als Einbildung sei. Mittlerweile hat sich aber gezeigt, dass die Verbesserung des Befindens auf physiologischen Veränderungen beruht. Das bedeutet, dass sich der Placeboeffekt nicht nur seelisch oder geistig manifestiert, sondern auch körperlich. Amerikanische Forscher konnten nachweisen, dass Scheinmedikamente, die zur Linderung von Schmerzen eingesetzt werden, dieselben Gehirnregionen aktivieren wie die tatsächlichen Schmerzmittel. Alleine nur der Glaube, dass man ein schmerzlinderndes Medikament einnimmt, animiert das Gehirn, Endorphine freizusetzen. Dies sind opiumähnliche Substanzen, die an den Nervenzellen andocken und die Weiterleitung des Schmerzes verhindern. Diese Endorphine sind keine Einbildung. Sie sind sehr real und lassen sich im Blut nachweisen.

Viele der Heilungserfolge, die aufgrund des Placeboeffektes eintreten, sind echt. Sie sind wirklich und wahrhaftig und als solche sind sie auch von Dauer. Sie beruhen auf der Tatsache, dass der Körper in dem Moment, in dem der Mensch die richtige Einstellung findet, genau das Richtige tut, um gesund zu werden. Wie wir gesehen haben, verfügt er über alle notwendigen Hilfsmittel, um eine Heilung herbeizuführen.

Spontanheilung

Die Spontanheilung wird im Allgemeinen von dem Placeboeffekt abgegrenzt. Während der Placeboeffekt durch ein Scheinmedikament erzeugt wird, definiert man die Spontanheilung als ein Phänomen, das plötzlich, ohne erkennbaren Auslöser, in Erscheinung tritt. Das Wesen der Spontanheilung ist es, dass ihre Ursache unbekannt ist. Man vermutet immunologische oder psychologische Prozesse, kennt aber die Zusammenhänge nicht wirklich, zumindest kann man sie nicht wissenschaftlich exakt nachvollziehen. Spontanheilungen sind aus allen Bereichen der Medizin bekannt. Schmerzen werden auf geheimnisvolle Art und Weise gelindert, Entzündungen bekämpft, Bakterien vernichtet, Schilddrüsenüberfunktion korrigiert, Bluthochdruck normalisiert, Rheuma kuriert und Krebs geheilt.

Es gibt auch einen Noceboeffekt

So wie der Körper die Heilung verwirklichen kann, ist er auch in der Lage, alle möglichen Krankheiten und Symptome zu entwickeln. Wenn unsere Erwartung darauf ausgerichtet ist, krank zu werden, werden wir es mit hoher Wahrscheinlichkeit auch tatsächlich werden. Dieses Phänomen nennt man den Noceboeffekt.

In diesem Zusammenhang sind die Voodoo-Phänomene bekannt geworden, die weltweit in vielen archaischen Kulturen anzutreffen sind. Ein Medizinmann, Priester oder Zauberer, der großes Ansehen genießt und eine mächtige Autorität darstellt, ist in der Lage, einen Menschen zu verhexen. Er muss nur mit seinem magischen Knochen auf ihn deuten und einige Zaubersprüche aufsagen und schon wird ein Prozess in

Gang gesetzt, der den Betroffenen tatsächlich krank werden lässt. Atemnot, Herzrhythmusstörungen und andere Phänomene mehr lassen sich körperlich nachweisen – im Extremfall kann dies sogar zum sogenannten Voodoo-Tod führen.

Lange Zeit wurden diese Berichte für Ammenmärchen gehalten und ins Reich der Mythen und Legenden verbannt. Heute weiß man, dass dies auch in unserer Welt existiert, und zwar viel häufiger und ausgeprägter, als man denkt. Im Rahmen einer Studie teilte man Asthmatikern mit, dass sie mit einem allergieauslösenden Stoff in der Atemluft konfrontiert werden. In Wirklichkeit bekamen sie Salinenluft zu atmen, die ihre Symptomatik eigentlich hätte verbessern müssen. Dennoch trat eine allgemeine Verschlechterung der Befindlichkeit ein. Zwölf Patienten entwickelten sogar klinisch ausgeprägte allergische Anfälle. Erst als man ihnen einredete, dass sie ab sofort ein wirkungsvolles Medikament einatmen würden, normalisierte sich ihr Zustand wieder. Wenn die Wissenschaftler dieses Experiment auf die Spitze getrieben hätten, wäre es sicherlich auch hier zu Todesfällen gekommen. Wenn jemand glaubt, dass er stirbt, dann ist die Gefahr sehr groß, dass er es tatsächlich tut.

In einem anderen Experiment ließ man Studenten in dem Glauben, dass man mit ihrer Hilfe eine Substanz austesten wolle, die den Brechreiz auslöst. In Wirklichkeit bekamen sie eine ganz gewöhnliche Zuckerlösung zu trinken. Nichtsdestotrotz mussten sich 80% der Probanden übergeben.

Patienten, die man darauf vorbereitet, dass sie durch die Versuchsanordnung mit Schmerzen konfrontiert werden, klagen tatsächlich über Schmerzen, auch wenn in Wirklichkeit kein schmerzauslösender Reiz auf sie einwirkt. Wenn der Arzt seinem Patient mitteilt, dass das Aspirin, das er ihm verschrieben hat, Magenschleimhautentzündungen und Magengeschwüre verursachen kann, dann steigt die Wahrscheinlichkeit, dass dies tatsächlich geschieht, auf das Dreifache. Manche Patienten, die Todesangst vor einer Operation haben, sterben tatsächlich – an ihrer Angst und nicht an dem medizinischen Eingriff.

Eine der größten Studien zu diesem Thema war die Framington-Studie. Sie lief über zwei Jahrzehnte hinweg und erforschte die Zusammenhänge, die zu Herzerkrankungen führen. Ein Ergebnis dieser Studie war, dass die Einstellung der Patienten eine erhebliche Rolle bei der Krankheitsentstehung spielt. Frauen, die sich selbst als besonders gefährdet ansahen, erlitten viermal häufiger einen Herzinfarkt als ihre optimistischen Altersgenossinnen. Damit ist die pessimistische Grundhaltung ein bislang unbeachteter Risikofaktor für Herz-Kreislauf-Erkrankungen, der genauso schwer wiegt wie Bluthochdruck, Rauchen und Übergewicht. Vorsichtigen Schätzungen zufolge sterben in den USA jedes Jahr etwa 25 000 Menschen an Herzinfarkt – nur alleine deshalb, weil sie glauben, besonders gefährdet zu sein.

Die Liste dieser Noceboeffekte könnte noch seitenlang fortgeführt werden. Niemand ist gegen sie gewappnet. Ob Mann oder Frau, Wissenschaftler oder Esoteriker, Sonderschüler oder Professor, Kind oder Greis, wir alle können zu jeder Zeit, in jeder Situation davon betroffen sein. Im Allgemeinen gehen Fachleute heute davon aus, dass der Placebo- und der Noceboeffekt die Ereignisse zu 30–70% beeinflussen. Die Welt ist nicht so objektiv, wie die Wissenschaftler dies gerne hätten. Sie ist überaus subjektiv.

Wie soll man mit diesen Erkenntnissen umgehen?

Diese Ergebnisse werfen schwierige Fragen auf. Wie sollen wir mit diesen Erkenntnissen umgehen? Wäre es nun ratsam, in Anbetracht der schweren unerwünschten Arzneimittelwirkungen, fortan vermehrt Placebos einzusetzen? Deutsche Ärzte wehren sich größtenteils dagegen, weil sie es ethisch nicht vertreten können. In anderen Ländern geben ihre Kollegen zu, immer wieder einmal auf Placebos zurückzugreifen. Wie ist es dann aber, wenn der Patient mit dem Gefühl in die Arztpraxis kommt, vielleicht mit Zuckerkügelchen anstatt mit einem echten Wirkstoff behandelt zu werden? Geht dann das Vertrauen zum Arzt nicht gänzlich verloren?

Soll der Arzt seinen Patienten wirklich die ganze Wahrheit mitteilen und auf alle möglichen Nebenwirkungen seiner Therapie hinweisen? Alleine nur die Information, dass die Möglichkeit eines Schadens besteht, macht diesen Schaden wahrscheinlicher. In Zahlen ausgedrückt bedeutet dies unter Umständen, dass von den 1000 behandelten Patienten nicht nur zwei einen Herzinfarkt erleiden, sondern fünf. Die drei zusätzlichen Opfer hätten vielleicht niemals in ihrem Leben einen Herzinfarkt bekommen.

Oder was ist mit den Hinweisen auf den Zigarettenschachteln, die überaus brutal sind: »Rauchen kann tödlich sein« oder »Rauchen kann Krebs verursachen«. Gewiss, es gibt wissenschaftliche Hinweise darauf, dass dies tatsächlich der Fall ist. Aber wie viele Patienten leiden an Lungenkrebs, nur weil sie aufgrund der Medien und ihres persönlichen Umfeldes daran geglaubt haben, wirklich gefährdet zu sein? Wie viele Opfer werden durch diese Aufschriften verursacht? Das sind wichtige Fragen. Wir können sie im Rahmen dieser kurzen Ausführung nur ansprechen, nicht aber in ihrer ganzen Tiefe ausloten oder gar beantworten.

Für uns ist an dieser Stelle eine ganz andere Erkenntnis viel wichtiger: Der Körper ist überaus mächtig. Er kann alle Krankheiten und Symptome erzeugen, ohne dass er dazu auf einen äußeren Auslöser angewiesen ist. Gleichzeitig kann er diese Krankheiten und Symptome auch heilen, wenn er das für richtig hält.

In diesem Zusammenhang gibt es eine wichtige und zugleich sehr heilsame Erkenntnis, auch wenn sie banal klingt: *Der Körper will leben.* Alle seine Reaktionen, die ganze unüberschaubare Komplexität seiner Mechanismen verfolgt nur ein einziges Ziel: unser Leben zu erhalten und unsere Gesundheit zu schützen.

Kausal und final

Krankheiten im Dienst der Gesundheit

Die Schulmedizin hat sich eine rein kausale Betrachtungsweise der körperlichen Vorgänge zu eigen gemacht. Bei ihrer Interpretation einer Krankheit konzentriert sie sich ausschließlich auf die körperliche Ursache. Ist diese erkannt, werden alle Hebel in Bewegung gesetzt, sie zu behandeln. Wenn die Symptome schließlich verschwunden sind, erklärt sie die Therapie für erfolgreich und den Patienten für geheilt.

Auch wenn diese Vorgehensweise durchaus plausibel erscheint, muss man dennoch sagen, dass sie sehr oberflächlich ist und der ungeheuren Komplexität des Patienten in keiner Weise gerecht wird. Nicht zuletzt aus diesem Grund stößt sie im klinischen Alltag immer wieder an ihre Grenzen. Hierzu ein Beispiel aus der Praxis.

Ein Patient litt jahrelang an Magengeschwüren, die regelmäßig im Frühling und im Herbst auftraten. In den beiden anderen Jahreszeiten war er völlig gesund. Mit den Medikamenten hatte er die Symptome zwar recht gut im Griff und seine Situation war durchaus erträglich, aber an eine Heilung war lange Zeit nicht zu denken. Dies änderte sich erst, als bekannt wurde, dass Magengeschwüre häufig von Bakterien in der Magenschleimhaut verursacht werden. Die verordnete Antibiotikatherapie (Tripeltherapie) brachte den gewünschten Erfolg. Die Magengeschwüre wurden endlich auskuriert und kehrten seitdem nicht wieder. In den Augen der Schulmedizin galt der Patient als geheilt.

Ein Jahr später, es war wieder im Herbst, bekam der Patient starke Rückenschmerzen. Die Situation steigerte sich bis zum akuten Hexenschuss. Er konnte sich tagelang nicht bewegen, musste das Bett hüten und war auf die Fürsorge seiner Frau angewiesen. Im darauffolgenden Frühling wiederholte sich die Situation und seitdem stellte sich derselbe Rhythmus ein wie bei den Magengeschwüren. Im Sommer und im Winter hätte er Bäume ausreißen können, in den Übergangsjahreszeiten dagegen fühlte er sich wochenlang wie ein alter Tattergreis.

Die Schulmedizin erkannte keinerlei Zusammenhänge. Der Orthopäde untersuchte die Wirbelsäule akribisch, machte Röntgenbilder und ein Computertomogramm und verabreichte ein Schmerzmittel. Nebenbei bemerkte er noch, dass die Bauch- und die Rückenmuskeln zu schwach seien und ein wenig mehr Bewegung nicht schaden würde. Von da an war der Patient ein gern gesehener Stammkunde, der sich regelmäßig im Frühling und im Herbst seine Spritzen abholte.

Viel deutlicher kann man die Zusammenhänge eigentlich gar nicht mehr vor Augen geführt bekommen. Das Magengeschwür war nicht die eigentliche Erkrankung des Patienten, ebenso wenig die Rückenprobleme. Selbst wenn der Orthopäde eine raffinierte Operation durchgeführt hätte und dadurch die Rückenschmerzen tatsächlich verschwunden wären, hätte man noch immer nicht von einer Heilung sprechen können. Vermutlich hätte der Patient im darauffolgenden Herbst abermals neue Symptome entwickelt. Die Krankheiten, die sich hier in schillernder Vielfalt präsentierten, waren in Wirklichkeit nicht die Krankheit, sondern nur deren Symptome.

Die kausale Betrachtung der physiologischen Abläufe, also die Frage nach der körperlichen Ursache eines Leidens, ist zwar überaus sinnvoll und lohnenswert, aber in den meisten Fällen reicht sie einfach nicht aus. Wie wir gesehen haben, hat der Körper so viele Möglichkeiten, sich selbst zu heilen, dass er dies in den meisten Fällen auch tatsächlich tun könnte, wenn er wollte. Warum aber tut er es nicht? Oder anders gefragt: Warum hat er die Krankheit überhaupt erst entwickelt? Hat er vielleicht einen Nutzen davon? Verfolgt er etwa ein bestimmtes Ziel damit?

Diese Fragen führen in eine gänzlich andere Richtung. Sie verfolgen die Krankheit nicht zurück in die Vergangenheit, sondern in die Zukunft. Wo führt die Krankheit den Patienten hin? Dies ist eine finale Betrachtungsweise, eine zielgerichtete, und führt uns natürlich zu ganz anderen Einsichten als die kausale. Sie beruht auf der Feststellung, dass der Körper sehr intelligent ist und Krankheiten ganz gezielt einsetzt, um Gesundheit und Wohlergehen langfristig zu schützen. Im Folgenden sind einige Beispiele aufgeführt.

Krankheit als Selbstschutz

Viele Menschen neigen dazu, über ihre Grenzen zu gehen. Manager mit einem 16-Stunden-Arbeitstag sind ein oft zitiertes Beispiel. Es kann aber genauso gut eine Hausfrau sein, die noch einen Nebenjob angenommen hat oder ihre Mutter pflegen muss. Auch viele Krankenschwestern sind mittlerweile in einem erschreckend hohen Maß von Überforderung betroffen. Der psychische und der körperliche Stress, dem sie ausgesetzt sind, ist enorm und in vielen Fällen nicht mehr mit der Gesundheit zu vereinbaren. Hochleistungssportler gehen ganz bewusst an ihre Grenzen und im Wettkampf auch darüber.

Es gibt viele Beispiele dafür, dass Menschen über ihre Grenzen gehen. Wenn man sie einfach machen ließe, dann wären sie sehr schnell am Ende ihrer Kräfte. Ja, diese Menschen würden sich innerhalb weniger Jahre selbst ins Grab bringen, wenn man sie nicht hin und wieder in ihre Schranken weisen wür-

de. Und genau diese Funktion übernimmt der Körper. Zunächst entwickelt er harmlose Symptome wie zum Beispiel Müdigkeit und Erschöpfung. Wenn diese nicht ausreichen, den Menschen zur Vernunft zu bringen, und er weiterhin die Regeneration verweigert, dann werden die Hinweise deutlicher. Es könnte dann beispielsweise zu Kopfschmerzen oder zu einem grippalen Infekt kommen. In diesem Fall benötigt der Mensch nicht etwa Aspirin oder Paracetamol, sondern Ruhe, einfach nur Ruhe. Wenn er die dann immer noch nicht bekommt, eskaliert die Symptomatik. Der Sportler verletzt sich vielleicht und zieht sich eine Zerrung zu oder er bricht sich ein Bein. Vier oder sechs Wochen Ruhe sind ihm dann gewiss. Andere mögliche Stationen sind zum Beispiel das Burn-out-Syndrom oder der Herzinfarkt. Der Patient kommt dann wirklich nicht mehr umhin, sich ins Bett zu legen und seinem Körper Zeit für die nötige Regeneration zu geben.
Diese Krankheitspyramide finden wir auch in vielen anderen Zusammenhängen. Nehmen wir nur einmal das Rauchen. Eine Zeit lang kann der Körper die schädlichen Auswirkungen des Nikotins relativ gut kompensieren. Irgendwann wird es ihm aber zu bunt und er fängt an sich zu wehren. Im Anfangsstadium begnügt er sich mit Husten. Wenn der Mensch nicht hören will und trotzdem weiterraucht, dann forciert er das Ganze, vielleicht in Form einer Bronchitis, zunächst akut, später chronisch. Der Patient hat hier immer noch die Möglichkeit, alles gut werden zu lassen. Er müsste nur aufhören zu rauchen – der Körper würde den Rest übernehmen und den entstandenen Schaden größtenteils beheben. Wer allerdings mit 40 immer noch nicht vernünftig wird und sämtliche Warnsignale in den Rauch bzw. den Wind schlägt, der darf sich nicht wundern, wenn es zu dramatischen Erkrankungen kommt wie Arteriosklerose, Impotenz, Herzinfarkt, Hirnschlag oder Lungenkrebs.

Alkohol, Drogen, falsche Ernährung und Bewegungsmangel fallen in dieselbe Kategorie. Der Körper signalisiert, dass hier etwas falsch läuft, er ist stets auf der Seite der Gesundheit. In jeder Situation bietet er alle nur denkbaren Kräfte auf, unsere Gesundheit und unser Wohlbefinden zu bewahren. Es liegt an uns, ihm zu folgen.

Krankheit führt auf den richtigen Weg

Krankheiten greifen manchmal auch in anderer Form in unser Leben ein. Wie zahlreiche Beispiele belegen, zumeist in die richtige Richtung. Eine Patientin berichtet, dass sie früher als medizinisch-technische Assistentin in einem Labor angestellt war, wo sie Tierversuche durchführen musste. Im Grunde genommen war sie todunglücklich mit ihrer Situation. Sie liebte Tiere über alles. Ihr ganzes Leben war sie mit Tieren zusammen gewesen, mit Hunden und Katzen, Meerschweinchen und Kanarienvögeln. Und jetzt das. Es brach ihr jedes Mal fast das Herz, wenn sie die narkotisierten Tiere vor sich auf dem Tisch liegen sah. Sie musste Kanülen in die Venen einführen, Testsubstanzen applizieren und die Veränderungen von Blutdruck und Puls und anderen Parametern dokumentieren. Am Ende des Experimentes wurden alle Tiere getötet und entsorgt.

Sie hätte vieles dafür gegeben, wenn dieser Albtraum endlich vorüber gewesen wäre. Aber sie selbst war zu schwach dazu, ihn zu beenden. Gemeinsam mit ihrem Mann hatte sie einen hohen Kredit aufgenommen, um das Haus zu finanzieren, in das sie kürzlich erst eingezogen waren. Sie waren auf das Geld angewiesen.

In dieser tragischen Situation entwickelte sie eine ausgeprägte Allergie gegen Katzenhaare und, was besonders außergewöhnlich war, gegen Rattenschwänze. Zunächst versuchte sie, die Symptome zu ignorieren. Später führte sie eine Hyposensibilisierung durch und nahm Medikamente ein. Als das nichts half, ging sie zum Heilpraktiker und ließ eine naturheilkundliche Therapie durchführen. Auch das ohne Erfolg. Der Körper ließ sich nicht von seinem Ziel abbringen. Erst als die Patientin ihren Arbeitsplatz kündigte und einen anderen Beruf erlernte, verschwanden die Symptome. Es war eine harte Zeit für sie, eine sehr schwere Prüfung. Doch jetzt ist sie über den Berg. Sie hat gelernt, zu sich und ihren Bedürfnissen zu stehen. Heute kann sie wieder mit ihrer Katze schmusen, ohne dass ihr die Augen tränen. Wie sie selbst sagt, ist sie jetzt wieder so richtig glücklich.

Ohne die Unterstützung ihres Körpers hätte sie dieses Ziel bestimmt nicht erreicht. Sie wäre in dem Labor geblieben, hätte weiterhin Tiere gequält und getötet und wäre dabei immer unglücklicher geworden.

Krankheit offenbart den Sinn des Lebens

Je nach Schwere der Krankheit kann die Veränderung des bisherigen Lebens auch noch weitreichender sein. Menschen, die eine sehr schwere Krankheit überstanden und dem Tod in die Augen gesehen haben, verändern sehr häufig ihr Leben radikal. Sie sagen, dass sie durch die Begegnung mit dem Tod das Leben gefunden hätten und dass sie erst seit dieser Erfahrung das Leben so richtig zu schätzen wissen. Fortan beschäftigen sie sich mit anderen Themen, lesen andere Bücher, gestalten ihre Freizeit ganz anders und wenden sich anderen Menschen zu. Nicht selten kommt es vor, dass sie Religion, Philosophie und Spiritualität für sich entdecken und darin eine besondere Erfüllung finden. Im Nachhinein sind sie dankbar für die

Krankheit. Um nichts in der Welt wollen sie diese Erfahrung missen. Und selbst wenn einige Symptome der Krankheit zurückgeblieben sind, liegt es ihnen fern, sich den vermeintlich gesunden Zustand vor der Krankheit zurückzuwünschen. Die körperliche Krankheit hat ihnen den Sinn des Lebens vor Augen geführt.

Krankheit schützt die Seele

Körperliche Krankheiten können dem Schutz der Seele dienen. Dies ist eine Erkenntnis, die in der Psychologie schon lange bekannt ist. Ein Beispiel hierfür ist die Fettsucht. Auch wenn sie im Allgemeinen, zu Recht, als ernst zu nehmende Krankheit gesehen und mit düsteren Aussichten verknüpft wird – Gelenkprobleme, Arteriosklerose, Diabetes mellitus, Bluthochdruck, Herzinfarkt und vieles andere mehr –, kann sie dennoch zu den gesunden Krankheiten gerechnet werden. Sie ist ein Notfallprogramm, mit dem der Körper größeren Schaden von der Seele abwendet.

Viele Kinder, die in schwierigen Verhältnissen aufwachsen und ständig mit Spannungen, Ängsten und Frustrationen konfrontiert werden, sind mit ihrer Situation schlicht und ergreifend überfordert. Sie können die ganze Palette der negativen Erlebnisse nicht verarbeiten und suchen, mehr unbewusst als bewusst, nach einem Ausweg, um im Strudel des Schreckens nicht unterzugehen. Der letzte Halt, der sich ihnen bietet, ist die Freude am Essen. Von morgens bis abends essen sie Schokolade, Kuchen, Kekse und andere Leckereien, trinken Limonade und versüßen sich damit ihre allzu bittere Lebensrealität. Der Körper steht ihnen bei dem Versuch, ihr Seelenheil zu retten, zur Seite. Er nimmt all die unverarbeiteten negativen Emotionen auf, die das Kind in sich hineinstopft und hinunterschluckt, und speichert sie in Form von Fett. Damit wird die Seele zuerst einmal entlastet.

Auf diese Weise gelingt es dem Körper, ernsthaften Schaden von der Seele abzuwenden und manifeste Geisteskrankheiten zu verhindern. Der sogenannte Kummerspeck, der diese rettende Funktion übernimmt, hat seinen Namen nicht nur, weil er aus Kummer heraus entstanden ist, sondern auch, weil er den Kummer tatsächlich in sich aufgesogen und gespeichert hat. Wie real diese Zusammenhänge wirklich sind, spürt der Mensch spätestens dann, wenn er sich einer Diät unterzieht. Der ganze Prozess verläuft dann nämlich umgekehrt. Das Fett schmilzt ein und die Emotionen werden frei, sodass sie ins Bewusstsein gelangen können. Jetzt wird der Mensch mit all den Problemen konfrontiert, die er damals nicht bewältigen konnte. Für manch einen ist das jetzt immer noch zu viel und es besteht die Gefahr, dass er jetzt die Krankheit entwickelt, vor der ihn sein Körper damals bewahrt hat. Studien haben gezeigt, dass eine Abmagerungskur zu Zwängen und Depressionen, Wahnvorstellungen und sogar zu Selbstmordneigung führen kann. Nicht zuletzt deshalb sagen viele Psychologen, dass in jedem Dicken ein magerer Schizophrener schlummere.

Dies betrifft vor allem Menschen, die seit ihrer Kindheit übergewichtig sind. Aber auch diejenigen, die erst im Alter von 30 oder 40 Jahren ein paar Pfunde zugelegt haben, werden mit diesem Phänomen konfrontiert, sobald sie abnehmen. Beim Fasten kommt es nicht zuletzt deshalb zu den häufig auftretenden Fastenkrisen.

Auch in diesem Zusammenhang muss man anerkennen, dass der Körper immer nur die Gesundheit verfolgt. Er ist wie ein Manager, der ständig Tausende von Informationen abwägt, um herauszufinden, was im Moment das Wichtigste für den Erhalt der Gesundheit ist. Wenn er bereit ist, eine Krankheit wie die Fettsucht zuzulassen, die langfristig wirklich ein sehr großes gesundheitliches Problem darstellt, kann man sich ausrechnen, wie dramatisch die aktuelle seelische Verfassung des Kindes sein muss. Ohne die Auslagerung der Gefühle in die schützende Speckschicht würde es vermutlich sterben oder zumindest einen bleibenden Schaden davontragen.

Körperliche Krankheit schützt die geistige Gesundheit

Krankheit kann auch eine wertvolle Hilfe für die Erhaltung des geistigen Wohlbefindens sein. Ein Mann bringt seine Frau in die Praxis, die sich naturheilkundlich behandeln lassen möchte. Nach einem längeren Gespräch, in dessen Verlauf er den Therapeuten als sympathisch und kompetent erlebt, entschließt er sich, ebenfalls einen Termin auszumachen. In der ersten Sitzung berichtet er, dass er schon seit mehr als 20 Jahren an Nackenverspannungen und Kopfschmerzen leide. Er sei deswegen schon bei vielen Ärzten gewesen, aber immer wieder wurde ihm mitgeteilt, dass die Bandscheiben zwischen dem sechsten und siebten Halswirbel und dem ersten Brustwirbel sehr stark abgenutzt seien und er mit den Schmerzen leben müsse. Nur Schmerztabletten könnten sein Leid lindern.
Bereits nach der ersten naturheilkundlichen Behandlung spürte er eine Besserung. Nach der zweiten konnte er beim Fahrradfahren bereits seinen Kopf nach hinten drehen, um den rückwärtigen Verkehr zu beobachten. Für ihn kam das einem Wunder gleich. Ganz aufgelöst kam er in die Praxis und lobte den Therapeuten über den grünen Klee. Er sprach sogar davon, dass er ein Wunderheiler sei. Nach der vierten Behandlung stellte er die Besuche ein. Seine Frau bestätigte, dass die Behandlungen ihm zwar sehr gutgetan hätten, aber er wolle sich jetzt nicht mehr behandeln lassen.

Das klingt paradox. Im Allgemeinen geht man davon aus, dass man eine erfolgreiche Behandlung so lange durchführt, bis die Schmerzen gänzlich verschwunden sind. In diesem Fall war die Lage der Dinge aber etwas komplizierter. Der Patient war überzeugter Anhänger der Schulmedizin. Die Ärzte diagnostizierten bei ihm eine unheilbare Erkrankung der Wirbelsäule. Mit den Jahren ist diese Aussage in seinem Denken zu einer unwiderruflichen Tatsache geworden. Wahrscheinlich hatte er sich nur wegen seiner Frau auf eine naturheilkundliche Behandlung eingelassen, um später sagen zu können: »Siehst du, ich habe es ja gewusst. Die Ärzte hatten doch recht. Meine Halswirbelsäule ist defekt. Nichts und niemand kann mir helfen.« Als sich aber eine Besserung abzeichnete, bekam er es mit der Angst zu tun. Denn nun war sein Weltbild in Gefahr. Wäre er durch die naturheilkundliche Therapie tatsächlich geheilt geworden, dann hätte sich sein Glaube an die Schulmedizin, speziell sein Glaube an die Ärzte, denen er ohne weiteres Hinterfragen sein Vertrauen entgegengebracht hatte, als Irrtum herausgestellt. In weiterer Konsequenz hätte dies bedeutet, dass er ihnen in Zukunft vielleicht überhaupt nichts mehr hätte glauben können. Damit wäre ihm eine wichtige Hilfe in seinem Leben abhandengekommen. Oder er hätte sich selbst infrage gestellt, weil er es nicht bemerkt hatte, dass die Ärzte doch nicht so gut sind, wie sie immer vorgeben zu sein. Auch sein abschätziges Urteil über die Naturheilkunde hätte er revidieren müssen und mit diesem vielleicht noch vieles mehr. Vielleicht hat er immer gegen die Kernkraftgegner und die gesamte alternative Bewegung gewettert, die auch immer auf der Seite der Natur standen. Vielleicht hätte er die ganzen letzten 20 Jahre hinterfragen und aufarbeiten und sein Weltbild komplett erneuern müssen. Davor hatte er Angst. Letztendlich entschied er sich dafür, alles beim Alten zu belassen und die Nackenverspannungen und die Kopfschmerzen, an die er sich nun seit mehr als 20 Jahren gewöhnt hatte, weiterhin zu ertragen. Das war leichter für ihn, als sich eingestehen zu müssen, in den letzten Jahren die falschen Götter angebetet zu haben. *Eine* Moral aus dieser Geschichte: Die Ärzte und auch die Patienten sollten den Begriff »unheilbare Krankheit« aus ihrem Vokabular streichen. In der Medizin geht es nicht um Krankheiten, sondern um Menschen. Es gibt keine unheilbaren Krankheiten, sondern nur unheilbare Menschen. Jeder von uns sollte sich davor hüten, sich von irgendwelchen Autoritäten einreden zu lassen, er sei unheilbar krank. Wenn er nämlich daran glaubt, dann wird er es auch tatsächlich werden. Bis dorthin hat er aber viele Möglichkeiten, den drohenden Nocebo- in einen Placeboeffekt umzuwandeln und, allem Pessimismus zum Trotz, doch gesund zu werden oder zumindest die Symptome zu lindern.

Sobald der Mensch an die Unheilbarkeit seiner Krankheit glaubt, wird diese Überzeugung ein wichtiger Teil seiner Gedankenwelt. In diesem Moment wird die Harmonie zwischen Körper und Geist aufgelöst und beide gehen in unterschiedliche Richtungen. Das Problem dabei ist, dass eine Gesundheit für beide dann nicht mehr möglich ist – zumindest nicht auf Anhieb. Der Geist gibt sich nur dann zufrieden, wenn er recht behält und der Körper krank bleibt. Würde der Körper gesund werden, würde dies den Geist mit seinen Überzeugungen infrage stellen und ihn in Selbstzweifel stürzen. Viele Menschen können sehr gut damit umgehen, wenn ihre Überzeugungen infrage gestellt werden. Sie sehen in den neuen Erkenntnissen eine Möglichkeit zu wachsen und sich weiterzuentwickeln. Für andere ist das eine schier unüberwindbare Hürde. Sie sehen nicht die Vorteile für die Zukunft, sondern eher die Nachteile bezüglich der Vergangenheit. Sie sehen nur, dass sie all die Jahre etwas Falsches geglaubt haben, obwohl sie felsenfest davon überzeugt waren, dass es die Wahrheit sei. Was aber noch schlimmer ist: Wer sagt ihnen, dass das, was sie jetzt als neue Erkenntnis wahrnehmen, nicht genauso falsch ist? Es besteht die Gefahr, dass sie gar nichts mehr glauben können und damit einen wichtigen Teil ihrer Identität verlieren. Das hätte weitreichende, negative Folgen und würde einen zumindest teilweisen Verlust ihrer Persönlichkeit nach sich ziehen. Um das zu verhindern und das geistige Wohlbefinden aufrechtzuerhalten, behält der Körper seine Krankheit. So paradox es auch klingen mag: Die körperliche Krankheit ist in diesem Fall »gesünder« als die Wiederherstellung der Gesundheit.

Krankheit verschafft Zuwendung

Krankheiten werden immer mit einer Verschlechterung des Wohlbefindens in Verbindung gebracht. In den meisten Fällen mag dies auch zutreffen, aber beileibe nicht in allen. Kranksein kann auch durchaus seine positiven Seiten haben. Man kann den ganzen Tag im Bett liegen und einmal so richtig faulenzen, ein Buch lesen, in Zeitschriften schmökern, alte CDs anhören, die schon lange verstaubt sind, oder einfach nur fernsehen bis zum Einschlafen. Und wenn man Glück hat, gibt es da noch eine nette Fee, die sich um einen kümmert, das Essen ans Bett bringt, auf Wunsch Früchte klein schneidet und Säfte presst und die Seele mit liebkosenden Worten streichelt. Was will man mehr? Man wird geliebt und verwöhnt, und ohne ein schlechtes Gewissen zu haben, darf man sich fühlen wie ein König. Ist das nicht toll?

Das ist sogar so toll und bringt so viele Vorteile mit sich, dass etliche Patienten bereit sind, ihre Gesundheit gegen eine schwere Krankheit einzutauschen. Ein Beispiel ging vor Jahren um die Welt. Das Parkinson-Syndrom ist eine Erkrankung des fortgeschrittenen Lebensalters. Sie tritt überwiegend bei

Männern jenseits des 60. Lebensjahres auf. In den Siebzigerjahren des letzten Jahrhunderts wurde die Dopaminsubstitu-
tion entwickelt und mit großem Erfolg eingesetzt. Die Patienten erlangten einen Großteil ihrer natürlichen Beweglichkeit
wieder. Zunächst feierte man die Therapie als großen Erfolg,
später stellte sich allerdings heraus, dass die Verbesserung des
körperlichen Zustandes mit einem großen Problem einher-
ging. Solange die Patienten noch krank waren, wurden sie von
morgens bis abends liebevoll umsorgt. Immer war jemand da,
mit dem sie reden und dem sie ihr Leid klagen konnten. Durch
die Genesung war damit innerhalb kürzester Zeit Schluss. Sie
wurden in die Selbstständigkeit entlassen und mussten auf die
liebevolle Fürsorge und die herzlichen Kontakte verzichten.
Viele Patienten konnten damit nicht fertig werden. Sie wurden depressiv und manche nahmen sich sogar das Leben. Später mussten die Kranken zu Beginn der Therapie sogar eine
Erklärung unterschreiben, mit der sie bestätigten, dass sie
über die drohenden Gefahren aufgeklärt wurden.

Genau genommen begann das Drama schon lange vor der
Erkrankung. Die Menschen fühlten sich einsam und verlassen, ihnen fehlte die menschliche Wärme und mit dieser auch
die Lebensfreude, vielleicht sogar der Wille zum Leben. Der
Körper reagierte damals in der bestmöglichen Art und Weise
auf die vertrackte Situation – er entwickelte eine Krankheit.
Durch diese wurde der Mensch zwar mit großem Leid konfrontiert, aber gleichzeitig war sie auch das Fundament zum
Weiterleben. Ohne sie hätte sich der Patient vielleicht schon
viel früher das Leben genommen.

Wenn Menschen bereit sind, ihre Gesundheit gegen eine solch
schwere Krankheit einzutauschen, nur um einen Gesprächs-
partner und liebevolle Zuwendung zu gewinnen, kann man
sich vorstellen, dass viele Krankheiten, die weit weniger leid-
voll sind, demselben Zweck dienen.

Krankheit als Sühne

Viele Menschen sehen ihre Krankheit bewusst oder unbewusst als eine gerechte Strafe. Sie glauben, dass sie Schuld auf sich geladen haben und bestraft werden müssen. In der Psychologie kennt man dieses Phänomen sehr gut.

Ein Patient berichtet, dass er als Kind tagsüber sehr häufig bei seiner Großmutter war. Wenn er es zu bunt trieb und seine Großmutter sich nicht mehr anders zu helfen wusste, drohte sie ihm damit, seinen Ungehorsam abends seinem Vater mitzuteilen. Bis zum Abend war ihr Groll jedoch schon längst verraucht und sie hätte niemals wirklich etwas verraten. Der Kleine konnte das aber nicht auf sich sitzen lassen. Als am Abend alle beisammen am Tisch saßen, fragte er seine Großmutter, ob sie seinem Vater nichts erzählen wollte. Als dieser daraufhin hellhörig wurde, konnte sie nicht umhin, den Vorfall zu schildern. Es dauerte nicht lange und schon hatte er sich zwei Ohrfeigen gefangen, eine links und eine rechts.

Man könnte den Eindruck gewinnen, dass das Kind nicht besonders intelligent war. Es hätte sich ja nur ruhig verhalten müssen und schon hätte es sich die Ohrfeigen sparen können. Der springende Punkt ist aber, dass es die Strafe als gerecht empfand und sie deshalb auch ertragen wollte. Es fühlte sich schuldig. Es hatte seiner geliebten Oma ein Unrecht zugefügt und dafür wollte es bestraft werden. Mit dieser Strafe glaubte es – unbewusst – wieder alles gutmachen zu können. Die beiden Ohrfeigen waren für es leichter zu ertragen als das Gefühl, die Schuld weiterhin mit sich herumtragen zu müssen.

Jeder Mensch hat sein eigenes, ganz individuelles Wertesystem mit ganz bestimmten Moralvorstellungen. Solange sich der Mensch im Rahmen dieses Kontextes bewegt, fühlt er sich gut. Sobald er sich aber über seine eigenen Gesetze hinwegsetzt, belastet ihn das sehr. Aus den tiefsten Tiefen seines Unbewussten erhebt sich dann ein mächtiges Verlangen nach Wiedergutmachung, nach Buße und Sühne. Sein inneres Gleichgewicht, sein seelisch-geistiges Wohlbefinden ist bedroht und deshalb setzt er alle Hebel in Bewegung, die innere Harmonie wiederherzustellen. Die Bestrafung ist ein probates Mittel, den ursprünglichen, gesunden Zustand – die Unschuld – wiederherzustellen.

Die Erwachsenen verhalten sich häufig genauso wie das Kind in dem geschilderten Beispiel. Psychologen konnten zeigen, dass viele Straftaten nur deshalb begangen werden, weil der Täter sich aus irgendeinem Grund schuldig fühlt und sich – unbewusst – danach sehnt, endlich bestraft zu werden, damit er wieder ins innere Gleichgewicht kommt.

Menschen, die mit ihrer Schuld nicht fertig werden, können aus demselben Grund auch eine organische Krankheit entwickeln. Sie befinden sich in einer scheinbar ausweglosen Situation und stehen vielleicht kurz davor, eine Geisteskrankheit zu entwickeln – eine Schizophrenie würde gut ins Bild passen. Um das zu verhindern, springt der Körper in die Bresche und bietet sich als Projektionsfläche an. Die Schuld kann dann so lange in Form von Asthma, Magengeschwüren oder anderen Krankheiten abgearbeitet werden, bis das Unbewusste des Patienten das Gefühl hat, dass die Waagschalen wieder ausgeglichen sind und er genug für seine Schuld gebüßt hat.

Das Ganze mag sehr theoretisch und konstruiert klingen. Wer sich allerdings selbst schon in einer solchen Situation befunden hat, der weiß, dass es gar nicht so einfach ist, mit Schuld umzugehen. Wenn man sich einem Mensch gegenüber schuldig fühlt und der nicht mehr erreichbar ist, weil er vielleicht verstorben ist oder jeglichen Kontakt verweigert, dann ist eine Wiedergutmachung kaum zu bewerkstelligen. Man sitzt dann auf seiner Schuld und wird sie nicht mehr los. Es kann Jahre dauern, bis das Schuldgefühl sich auflöst, und in dieser Zeit ist der Mensch besonders gefährdet.

Eine Patientin berichtete, dass es ihr Lebenstraum war, Ärztin zu werden. Sie war sehr intelligent und sehr idealistisch und wäre wohl tatsächlich eine überaus gute Ärztin geworden. Geld war ihr nicht wichtig. Sie wollte in den Entwicklungsdienst und den weniger Privilegierten dieser Welt zur Seite stehen. Ihr Pech war, dass sie kurz vor dem Beginn ihres Studiums schwanger wurde und sich zu einer Abtreibung entschloss. Mit der Schuld, die sie glaubte damit auf sich geladen zu haben, kam sie nicht zurecht. In ihren Augen hatte sie versagt. Sie glaubte gegen die Menschlichkeit verstoßen und damit das Recht verspielt zu haben, glücklich sein zu dürfen. Im weiteren Verlauf hat sie sich die Verwirklichung ihres Lebenstraumes verwehrt und anstelle des Medizinstudiums eine Ausbildung zur Fotografin absolviert. Erst zehn Jahre später war sie innerlich so weit, dass sie mit dem Medizinstudium beginnen konnte.

Diese Frau hatte ein großes Opfer gebracht, an dem ihr Unbewusstes die subjektiv empfundene Schuld abarbeiten konnte. Hätte sie gleich mit dem Medizinstudium begonnen, hätte sie vielleicht stattdessen eine organische Krankheit entwickelt, die demselben Zweck gedient hätte. Um gesund zu bleiben, brauchte sie ein Leiden. Wie die Buße aussieht, ist unerheblich und von Mensch zu Mensch verschieden. Die Wiedergutmachung hat viele Gesichter.

Krankheit als Erfüllung eines Todeswunsches

Sterben müssen und sollten wir alle einmal. Wenn wir nicht sterben würden, dürften auch keine neuen Menschen geboren werden – unser Planet wäre sonst in kürzester Zeit heillos überbevölkert.

47

Es gibt aber auch noch andere, persönlichere Gründe, den Tod als Freund zu begrüßen. Wenn beispielsweise zwei Menschen ein halbes Jahrhundert lang glücklich miteinander verheiratet waren und einer von ihnen plötzlich stirbt, bricht für den anderen eine Welt zusammen. Vieles, was in den letzten Jahrzehnten für ihn wichtig war und sein Leben lebenswert gemacht hat, ist von einem Tag auf den anderen unwiederbringlich verschwunden. Die große Liebe, die warmherzige Zuwendung, das erleichternde Gespräch, verbindende Rituale, gemeinsames Lachen und Weinen – all das geht verloren. Stattdessen klafft eine grauenvolle Leere, die all die Lebensfreude in sich aufsaugt und nur einen tiefen Schmerz der Trauer und der Einsamkeit zurücklässt. Man kann es wohl nachempfinden, wenn dieser Mensch nicht mehr leben will, wenn er den Tod herbeisehnt und seinem geliebten Partner folgen will, vielleicht auch in der Hoffnung, ihn im Jenseits wiederzusehen?

Ähnlich kann es einem Menschen gehen, der nach 40 Jahren pensioniert wird. Jeden Tag ist er morgens aufgestanden und in seinen Betrieb gefahren, hat seine Arbeit verrichtet und ist erst abends wieder heimgekommen. Mit seinen Arbeitskollegen hat er mehr Zeit verbracht als mit seiner Familie. Und dann, ob er will oder nicht, wird er einfach abserviert und nach Hause geschickt. Nicht wenige Menschen kommen über diesen Einschnitt in ihrem Leben nicht hinweg. Ohne ihre gewohnte Beschäftigung fühlen sie sich häufig nutzlos und leer. Ihr Leben hat in ihren Augen keinen Sinn mehr. Depressionen ziehen auf und verdunkeln ihre Seele. Das Einzige, was ihnen manchmal noch bleibt, ist ihre Niedergeschlagenheit.

Das Leben im fortgeschrittenen Alter hält verschiedene solcher schicksalshafter Möglichkeiten bereit. Der eine verliert seinen besten Freund, der andere wird vielleicht von seinen Nachkommen betrogen und dem dritten wird seine Wohnung gekündigt, in der er 40 Jahre lang lebte. Das sind für viele Menschen traumatische Erlebnisse, die sie einfach nicht mehr überwinden können. Sie sind am Boden zerstört und die Resignation hat sich tief in ihre Seele eingegraben. Möglicherweise vorhandene positive Dinge in ihrem Leben können sie nicht mehr wahrnehmen, und sie wollen einfach nicht mehr leben.

Auch in dieser Situation zeigt sich der Körper als wahrer Freund. Er entwickelt eine schwere Krankheit, in vielen Fällen Krebs, und eröffnet damit dem Menschen die Möglichkeit, seine für ihn schmerzvolle Existenz zu beenden. Das hört sich vielleicht makaber an, aber ist es nicht letzten Endes ein beruhigendes Gefühl, zu wissen, dass da jemand ist, der sich um uns kümmert, bis in den Tod hinein, der das Leben für uns beendet, wenn wir uns das aufrichtig wünschen?

Unser Körper lässt uns nicht im Stich. Auch die Art und Weise, wie er unseren Tod gestaltet, legt manchmal den Schluss nahe, dass es so unseren innersten Wünschen entspricht. Allerdings übersetzt er diese Wünsche so direkt, dass es uns manchmal doch sehr brutal erscheint. Wenn ein Mensch beispielsweise alles vergessen will, um sich nicht länger mit seinen Problemen auseinandersetzen zu müssen, kann es passieren, dass er tatsächlich alles vergisst. Für ihn selbst ist das vielleicht gar keine so schlechte Lösung, für seine Angehörigen ist es allerdings eine sehr schwere Belastung, wenn sie von ihrem Vater oder ihrem Ehemann nicht mehr erkannt werden.

Wenn ein Mensch noch Schuldgefühle verspürt, sehnt er sich vielleicht unbewusst danach, zu leiden und zu sühnen, damit er später mit einem ruhigen Gewissen ins Jenseits hinübergehen kann. Der Körper hat auch hierfür zahlreiche Varianten in seinem Programm – vielleicht eine jahrelange Bettlägerigkeit im Krankenhaus oder im Pflegeheim. Alle Formen der Qualen sind denkbar.

Menschen, die auf der psychischen Ebene noch viel zu verarbeiten haben, erhalten zum Beispiel die Möglichkeit, ohne größere Schmerzen im Bett zu liegen und ihr Leben Revue passieren zu lassen. Krebspatienten, die wochen- und monatelang mit Morphium ruhiggestellt und mit anderen starken Medikamenten behandelt werden, halluzinieren oftmals. Wenn man ihren Worten lauscht, wird man gewahr, dass sie noch mal viele Stationen ihres Lebens durchmachen und dabei Dinge abarbeiten, die im damaligen Alltag untergegangen sind. Das legt die Vermutung nahe, dass die Patienten innerlich ins Reine kommen möchten, um dann, im Zustand des inneren Gleichgewichts, die große Reise anzutreten.

Menschen, die wirklich bereit für den Tod sind, sterben innerhalb kürzester Zeit. Und andere, die plötzlich merken, dass sie doch noch am Leben hängen und eigentlich noch so viel erledigen und erleben wollten, werden wieder geheilt. Spontanheilung nennt man das dann, ohne dass man weiß, wie es dazu kommen konnte.

Der Körper kann sich auf alles einstellen. Es liegt nicht an ihm, was mit uns geschieht. Es kommt auf unsere Einstellung an, auf unsere ureigensten Bedürfnisse. Der Körper ist unser Freund. Er reagiert in jeder Situation auf die bestmögliche Art und Weise.

Kausal und final

Dies waren acht Gründe, krank zu werden. Es gibt noch wesentlich mehr. Die Natur ist sehr erfinderisch. Wir wollen es aber zunächst einmal dabei belassen. Wenn wir uns die Zusammenhänge noch einmal bewusst machen, müssten wir doch eigentlich froh darüber sein, dass es Krankheiten gibt. Sie beschützen uns, führen uns auf den richtigen Weg, bewahren unser seelisch-geistiges Wohlbefinden, sorgen für liebe-volle Zuwendung, bringen uns zurück ins innere Gleichge-wicht, verschaffen uns ein ruhiges Gewissen und manchmal offenbaren sie uns gar den Sinn des Lebens. Genau genom-men müssten wir dankbar dafür sein. Was aber tun wir? Wir sehen sie als Bedrohung und erklären ihnen den Krieg. Dabei spielt es hier keine Rolle, ob wir mit Kamille und Pfefferminz bewaffnet in die Schlacht ziehen oder mit Betablockern und nichtsteroidalen Antirheumatika. In beiden Fällen ist die geis-tige Grundhaltung dieselbe. Das Symptom wird als Feind interpretiert und mit den entsprechenden Waffen bekämpft. Von Dankbarkeit und Freude, Demut und Respekt keine Spur. Ganz im Gegenteil.

Hier kommt eine uralte, archaische Vorstellung zum Aus-druck. Früher glaubte man an Geister und Dämonen. Krank-heiten wurden dahingehend interpretiert, dass der Patient von einem bösen Geist heimgesucht wurde. Um die Heilung zu initiieren, versuchte man, den bösen Geist zu besänftigen oder aus dem Körper zu vertreiben.

Wir glauben heute zwar nicht mehr an böse Geister und Dämonen, aber unsere Interpretation geht in eine ähnliche Richtung. Wir denken, Krankheit sei etwas Böses. Der Mensch, der krank ist, so glauben wir, sei von einer Krankheit heimge-sucht worden. Wir sehen ihn als Opfer dieser Krankheit, das nur dann wieder gesund werden kann, wenn die Krankheit besiegt und aus dem Körper vertrieben wird.

Diese Vorstellung ist überholt. Sie passt nicht in unsere moderne Welt. Die überwiegende Mehrheit der Krankheiten folgt den inneren Gesetzmäßigkeiten des Körpers. Krankhei-ten schwirren nicht durch den Äther und überfallen uns auch nicht klammheimlich in der Nacht. Sie entwickeln sich aus den Bedingungen unseres Organismus heraus. Das bedeutet, der Körper inszeniert seine Krankheiten selbst. Er ist nicht das

Opfer, das von einer Krankheit heimgesucht wird. In der Mehrzahl der Fälle ist er der Täter. Er macht sich seine Krankheiten selbst, und zwar mit einem einzigen Ziel – unser Wohlbefinden langfristig zu fördern und damit unser Überleben zu sichern. Die meisten Krankheiten stehen im Dienst der Gesundheit.

Für die Therapie bedeutet dies, dass man neben dem kausalen Aspekt einer Krankheit auch ihre finale Dimension berücksichtigen muss, also nicht nur Ursache, sondern auch Ziel. Es genügt nicht, die physiologischen Zusammenhänge aufzudecken und die Ursache zu benennen. Mindestens genauso wichtig ist es, den Patienten in seiner aktuellen Lebenssituation zu begreifen und zu erkennen, warum er die Krankheit entwickelt hat. Warum gerade diese Krankheit und warum ausgerechnet jetzt? Was will der Körper damit zum Ausdruck bringen? Welches Ziel verfolgt er mit dieser Krankheit? Was fehlt ihm wirklich? Wie verändert sich die Situation durch die Krankheit? Erst mit diesen Informationen kann man eine ganzheitliche Therapie einleiten, den Körper in seinen Bemühungen unterstützen und eine wirkliche Heilung erzielen – im Einklang mit den lebensbejahenden Kräften der Natur.

Hilfe und Selbsthilfe

Anregungen zum richtigen Umgang mit gesunden Krankheiten

Es wurde bereits mehrfach festgestellt – viele Krankheiten stehen im Dienst der Gesundheit und dürfen ohne Übertreibung als gesunde Krankheiten bezeichnet werden. Da die meisten Leser Krankheiten bislang immer als etwas Negatives angesehen haben, das sie bekämpfen und besiegen müssen, erscheint es mir sinnvoll, hier einige Punkte zum richtigen Umgang mit gesunden Krankheiten anzusprechen. Sie sind keine Feinde, sondern in vielen Fällen Freunde und deshalb ist es wichtig, nach gänzlich neuen Umgangsformen zu suchen.

Die richtige Einstellung

Wie wir im 3. Kapitel über »Placebo und Nocebo« gesehen haben, kommt dem Patienten und seiner Einstellung eine fundamentale Bedeutung zu. Wenn er ängstlich ist, unterstützt er mit seiner Geisteshaltung Noceboeffekte. Ist er dagegen optimistisch gestimmt, stellen sich bei ihm überwiegend Placeboeffekte ein. Sowohl die Entstehung als auch der Verlauf einer Krankheit hängen maßgeblich von der geistigen Einstellung ab. Die Welt ist nicht so objektiv, wie die Wissenschaftler das gerne hätten. Sie ist durch und durch subjektiv. Unsere Einstellung ist maßgeblich an der Gestaltung unserer persönlichen Realität beteiligt. Wer gesund werden möchte, der sollte zu allererst seine innere Einstellung hinterfragen und überdenken.

Das Wesen einer gesundheitsfördernden Einstellung ist geprägt von Vertrauen und Zuversicht. In Bezug auf die gesunden Krankheiten bedeutet dies, dass wir eine positive Einstellung zu unserem Körper finden sollten. Ohne jeden Zweifel ist er ein wahres Wunderwerk. Er ist wesentlich intelligenter als unser Verstand, und im Gegensatz zu diesem ist er in jeder Sekunde unseres Lebens auf Gesundheit und Überleben ausgerichtet. Er ist unser Freund und Lebensretter. Wir können ihm mit ruhigem Gewissen unser Vertrauen entgegenbringen und uns von ihm führen lassen. In jeder Situation, und sei sie auch noch so schwierig und aussichtslos, reagiert er auf die bestmögliche Art und Weise, um unsere Gesundheit und unser Weiterleben sicherzustellen. Und selbst wenn er sich für die Inszenierung einer Krankheit entscheidet, ist dies in vielen Fällen in der augenblicklichen Situation, zumindest für unser langfristiges Wohl, das Beste, was uns passieren kann.

Dieses bedingungslose Vertrauen in die Fähigkeiten des Körpers ist eine der wichtigsten Säulen unserer Gesundheit. Wir sollten alles daransetzen, es zu erhalten oder wiederzuerlangen. Niemand auf der Welt kennt unsere Bedürfnisse so gut wie unser Körper. Niemand weiß besser als er, was uns im Moment guttut und was nicht. Wir müssen nicht Hunderte von Büchern lesen, um der Gesundheit auf die Spur zu kommen. Nur einer kennt den Weg dorthin – und das ist unser Körper. Ihm sollten wir uns anvertrauen, ihm sollten wir folgen und von ihm sollten wir lernen.

Die Körperwahrnehmung

Neben der richtigen Einstellung ist die Körperwahrnehmung die zweite wichtige Säule unserer Gesundheit. Der Körper signalisiert uns den ganzen Tag über, was unserer Gesundheit förderlich ist und was nicht. Dies beginnt morgens, wenn wir die Augen aufmachen, und endet erst am Abend, wenn wir sie wieder schließen. Nehmen wir zum Beispiel die Ernährung. Unser Bedarf an Kohlenhydraten, Fetten und Eiweißen, Vitaminen, Mineralien und sekundären Pflanzenstoffen ist sehr starken Schwankungen unterworfen. Je nachdem, wie viel wir uns bewegen, wie stark wir seelisch und geistig belastet sind, wie viel Alkohol wir trinken, wie viele Zigaretten wir rauchen, welche Medikamente wir einnehmen, brauchen wir unterschiedliche Mengen an Nähr- und Vitalstoffen. Kein Computer dieser Welt könnte unseren momentanen Bedarf ermitteln – unser Körper kann es. Er ist ständig damit beschäftigt, die verschiedensten Daten auszuwerten. Das Resultat dieser Berechnungen teilt er uns mit, in Form von Gelüsten. Einmal sehnen wir uns nach einem deftigen Eintopf, ein anderes Mal nach einem Stück Schwarzwälder Kirschtorte, einmal nach einem Müsli und wieder ein anderes Mal nach einem Apfel, manchmal wollen wir viel essen, manchmal auch gar nichts. Wir müssen diese Signale des Körpers nur wahrnehmen und darauf reagieren – und schon sind wir unterwegs in Richtung Gesundheit. Genau genommen brauchen wir keinen Gesundheits- oder Ernährungsberater. Wir haben den besten Arzt immer bei uns. Das Einzige, was wir benötigen, ist die richtige Wahrnehmung und die adäquate Befriedigung unserer Bedürfnisse.

Das Gleiche gilt auch für alle anderen Bereiche, die unsere Gesundheit betreffen. Auch wenn wir Sport machen möchten, finden wir in unserem Körper einen hilfreichen Freund. Er sagt uns genau, wann wir unsere Grenzen erreicht haben und das Training beenden sollen. Er teilt uns mit, wie weit wir die einzelnen Muskeln dehnen und mit wie viel Gewicht wir sie belasten können, ohne einen Schaden anzurichten. Ja, er signalisiert uns sogar, wenn die Wahrnehmung sensibel genug ist, ob es momentan besser ist, zu joggen, Gewichte zu stemmen, Yoga zu üben oder zu meditieren. Der Körper weiß genau, welche Wirkungen die einzelnen Übungen auf ihn haben und welche ihm im Moment guttun. Auch hier gilt: Wir müssen nur auf unsere innere Stimme hören und schon sind wir auf dem richtigen Weg.

Wir können uns auf unseren Körper auch dann verlassen, wenn wir krank sind. In jeder Situation teilt er uns mit, was das Beste für uns ist. Wenn wir im Rahmen eines starken grippalen Infektes völlig niedergeschlagen im Bett liegen und keinen Hunger verspüren, dann bedeutet dies, dass wir keine Nahrung zu uns nehmen sollen. Ein Großteil der Energie, die wir mit der Nahrung aufnehmen, wird für die Verdauung benötigt. Wenn sich der Körper für diesen Aufwand momentan zu schwach fühlt, entscheidet er sich dafür, die eingelagerten Energiereserven zu nutzen, die er sich für den Notfall aufgehoben hat. Auf diese Weise hat er, zumindest kurzfristig, mehr Energie zur Verfügung und kann die eingedrungenen Viren oder Bakterien besser bekämpfen. Wenn die Schlacht geschlagen ist und der Körper seine Reserven wieder auffüllen möchte, entwickelt er einen Bärenhunger. Was das bedeutet, liegt auf der Hand: Jetzt sollte man nicht auf seine schlanke Linie achten, sondern seinen Gelüsten nach Schlemmen und Genießen freien Lauf lassen.

Der Körper signalisiert uns ganz deutlich, was unserer Gesundheit förderlich ist. Wir sollten Freundschaft mit ihm schließen und seine Ratschläge befolgen. Er ist der Einzige, der uns den Weg zu Gesundheit und Wohlbefinden zeigen kann.

Wie sich Krankheiten entwickeln

Krankheiten entwickeln sich häufig nur deshalb, weil wir unserem Körper nicht genügend Beachtung schenken. Wer sie einzig und allein auf das Leid reduziert, begeht einen großen Fehler. Wenn der Körper die Alarmglocken läuten lässt, dann hat er einen guten Grund dafür. In der Regel sieht er sein Überleben und sein langfristiges Wohl bedroht und deshalb versucht er, uns darüber in Kenntnis zu setzen – in der Hoffnung, dass wir ihn unterstützen und den »Krankmacher« aus der Welt schaffen.

Das erste Signal fällt in der Regel relativ schwach aus, vielleicht ein leichter Husten oder Schnupfen. Wenn wir der Sache nicht auf den Grund gehen und einfach nur versuchen, die Symptome mit Hustensaft oder Nasenspray zu unterdrücken, dann kann das weitreichende Folgen haben. Im ersten Moment feiern wir natürlich die Errungenschaften der Medizin und freuen uns darüber, dass wir die Krankheit besiegt haben. In Wirklichkeit haben wir die Krankheit aber nicht besiegt, sondern nur in unser Inneres zurückgedrängt. Einige Wochen später meldet sie sich zurück, dann aber etwas heftiger. Vielleicht kommt es zu einem ausgeprägten grippalen Infekt mit all den bekannten Symptomen.

Der Körper signalisiert uns mit diesen Symptomen vielleicht, dass er Ruhe braucht, um sein Immunsystem zu stärken. Wenn wir auf ihn hören und uns einige Tage ins Bett legen, kann er seine Aufgabe erledigen und danach ist wieder alles in Ordnung. Wenn nicht, wenn wir jetzt noch stärkere Medikamente einnehmen und abermals die Symptome unterdrücken, dann setzt sich die Reise durch die Krankheiten des Immunsystems fort. Als nächste Station bietet sich eine ausgeprägte akute Entzündung an, wie zum Beispiel eine akute Bronchitis, eine akute Nasennebenhöhlenentzündung oder eine akute Blasentzündung. Wer dann seinem Körper immer noch nicht die geforderte Ruhe gibt, der sieht sich bald mit chronischen Entzündungen konfrontiert. Mit den Jahren können auch handfeste Krankheitsbilder entstehen, bis hin zu Rheuma und Krebs, die ebenfalls auf einem gestörten Immunsystem beruhen.

In der Regel werden die Signale des Körpers immer deutlicher, was dazu führt, dass die Krankheiten und ihre Symptome immer heftiger ausfallen. Sie können, wie im geschilderten Beispiel, auf ein einziges System beschränkt bleiben – hier auf das Immunsystem. Sie können aber auch zwischen den Organen hin und her wechseln. Aus Magengeschwüren können Kopfschmerzen werden, aus Rückenschmerzen vielleicht Herzprobleme. Der Verlauf der Krankheitsgeschichte ist sehr individuell. Das einzige verbindende Element ist häufig die Tatsache, dass die Symptome im weiteren Verlauf immer lebensbedrohlicher werden.

Bei vielen Patienten wurde beobachtet, dass Krankheiten eine bestimmte Entwicklungsrichtung haben. Vielfach wandern sie vom unteren Ende des Körpers zum oberen oder aber sie arbeiten sich von der Körperoberfläche ins Körperinnere vor. Dies ist durchaus logisch, denn der Körper versucht in erster Linie sein Überleben zu sichern. Um dies zu gewährleisten, versucht er mit aller Macht, krank machende Einflüsse von seinen vitalen Zentren fernzuhalten. Dies bedeutet, dass er das Gehirn und die inneren Organe, vor allem Herz und Nieren, die eine herausragende Bedeutung für das Überleben haben, ganz besonders schützt. Wenn er eine Krankheit entwickeln muss, dann versucht er zunächst einmal, diese so weit wie möglich in die Körperoberfläche zu lenken, also dorthin, wo der Schaden keine Lebensbedrohung darstellt. Hauterkrankungen sind weniger bedrohlich als Erkrankungen der inneren Organe, Beinverletzungen sind weniger dramatisch als Gehirnverletzungen.

Mit der Zeit verliert der Körper seine ursprüngliche Lebenskraft und wird immer schwächer. Er kann die krank machenden Einflüsse nicht mehr in die Körperoberfläche drängen und wird früher oder später in seiner Kernstruktur bedroht. Schließlich kommt es zu unheilbaren Krankheiten, die unweigerlich zum Tod führen.

Die kausale Diagnose in der Schulmedizin

Auch wenn viele Krankheiten im Dienst der Gesundheit stehen, sollte doch genau abgeklärt werden, um welche Krankheit es sich handelt. Dies ist zum einen für die anschließende Therapie sehr wichtig, zum anderen aber auch für die finale Diagnose, die im nächsten Abschnitt behandelt wird.

Die kausale Diagnostik ist die Domäne der klassischen Schulmedizin. Es stehen zahlreiche Methoden zur Verfügung, die eine nahezu unglaubliche Perfektion erlangt haben. Auch wenn es nach wie vor und gar nicht so selten zu Fehldiagnosen kommt, sind Röntgenbilder, Ultraschallaufnahmen, Computertomografie, Magnetresonanztomografie, ausgefeilte Labortechnologie und andere Verfahren ein wahrer Segen für die Menschheit. Bis ins kleinste Detail können Defekte und Krankheiten aufgespürt und in kürzester Zeit einer Therapie zugeführt werden, wie dies bis vor wenigen Jahrzehnten noch undenkbar schien.

Das bedingungslose Vertrauen in den Körper sollte nicht in Leichtsinn umschlagen. Alle Symptome müssen ernst genommen und untersucht werden, vor allem dann, wenn sie das erste Mal auftreten und auf eine Veränderung im Körper hinweisen. Viele schwere Krankheiten können nur dann effektiv behandelt werden, wenn die Diagnose rechtzeitig gestellt wird. Ein Verzicht auf die diagnostischen Errungenschaften der modernen Medizin wäre grob fahrlässig.

Die kausale Diagnose in der ganzheitlichen Medizin

Die Schulmedizin beschränkt sich bei der kausalen Diagnose in den meisten Fällen auf die lokale Untersuchung. Wenn der Patient einen Hexenschuss erleidet, wird die Wirbelsäule geröntgt, bei Sodbrennen steht eine Magenspiegelung auf dem Programm, und wenn das Knie dick ist, wird das gesamte Kniegelenk akribisch unter die Lupe genommen. Niemand wird bestreiten, dass dies eine sinnvolle Vorgehensweise ist, dennoch beschreibt sie nur die eine Seite der Medaille. Im Rahmen der ganzheitlichen Medizin hat man nämlich erkannt, dass der Körper ein komplexes Ganzes ist, bei dem alle Teile miteinander in Verbindung stehen und sich wechselseitig beeinflussen. So könnte es beispielsweise sein, dass der Hexenschuss seine Ursache im Darm hat, weil dieser ständig gebläht ist und einen enormen Druck auf die Lendenwirbelsäule ausübt. Die Magenschmerzen könnten umgekehrt von einer Blockade in der Brustwirbelsäule herrühren und die Entzündung im Knie könnte die Folge einer Fehlstellung im Fußgelenk sein. Die genannten Probleme könnten aber auch von einer Operationsnarbe ausgehen, die nicht entstört wurde, oder von einer entzündeten Zahnwurzel. Nicht zuletzt müssen auch seelische Probleme wie Ängste und Depressionen, Niedergeschlagenheit und Erschöpfung als potenzielle Auslöser berücksichtigt werden. Die möglichen Ursachen eines Leides sind mannigfaltig und müssen genauestens geprüft werden, um eine niemals enden wollende Krankheitsgeschichte zu verhindern. Die klassische Schulmedizin ist in diesem Punkt sehr schnell überfordert. Es ist deshalb unverzichtbar, einen Arzt oder Heilpraktiker aufzusuchen, der mit den Grundsätzen der ganzheitlichen Medizin vertraut ist.

Die finale Diagnose

Die finale Diagnose deckt den Teil der Krankheit auf, der ganz individuell und einzigartig ist und der mit der Persönlichkeit und der Lebenswirklichkeit des Patienten aufs Engste verbunden ist. Für diesen Bereich gibt es keine Lehrbücher, keine Lehrsätze und auch keine komplizierten Theorien. Hier gibt es so viele Wahrheiten, wie es Patienten gibt, und nur derjenige kann sie entdecken, der dem Patienten Liebe, Respekt und auch Interesse entgegenbringt. Der Weg zum Ziel, das Instrument, das die Wahrheit ans Tageslicht bringt, heißt zuhören – die richtigen Fragen stellen und einfach nur zuhören. Der Patient weiß am besten, was ihn belastet und was ihn dazu veranlasst hat, krank zu werden. Diesen Quell der Erkenntnis sollten wir nutzen.

Die großen Fragen, die sich in diesem Kontext stellen, lauten: »Was willst du mit deiner Krankheit bezwecken? In welcher Hinsicht hast du einen Nutzen davon? Wie veränderte sich dein Leben, als du krank geworden bist? Was würde geschehen, wenn du plötzlich gesund werden würdest? Hätte dies wirklich nur Vorteile für dich?«

Erst mit diesen Fragen haben wir die Möglichkeit, ein umfassendes Verständnis für den Patienten und seine Krankheit zu gewinnen. Sein Körper spricht mit uns. Er signalisiert uns mit den Symptomen, die er kreiert, dass irgendetwas nicht in Ordnung ist. Vielleicht will er uns sagen, dass der Patient zu viel Stress hat und zu wenig Ruhe, vielleicht aber auch, dass er sich zu fett ernährt und gleichzeitig zu wenig bewegt, oder aber, dass er sein Leben nicht im Einklang mit seinen Bedürfnissen gestaltet und an seiner persönlichen Wirklichkeit vorbeilebt. Wie dem auch sei, wir können die Krankheit nur dann richtig behandeln, wenn wir ihre Hintergründe kennen, wenn wir erkennen, was der Körper uns mit den Symptomen sagen will.

Die finale Diagnose ist mindestens genauso wichtig wie die kausale. Nur beide zusammen können sie der ungeheuren Komplexität des Patienten gerecht werden. Die Ganzheit ist mehr als die Summe ihrer Teile. Dies gilt ganz besonders für uns Menschen. Wir sind mehr als nur Hormone und Organe, Muskeln und Nerven. Wir haben einen Geist und eine Seele, Gefühle und Empfindungen, wir haben einen Glauben und ein Weltbild, Wünsche und Hoffnungen und wir haben eine Vergangenheit mit schier unendlich vielen Erfahrungen und Erlebnissen. All das spiegelt sich in unserem Alltag wider, in unserer Wahrnehmung, in unserem Schicksal und vor allem auch in unseren Krankheiten.

Die biologische Therapie

Die Therapie sollte sowohl den kausalen als auch den finalen Aspekt der Krankheit berücksichtigen. Nur dann kann sie den Menschen in seiner Ganzheit erfassen und eine tiefgreifende, nachhaltige Heilung herbeiführen. Sie verläuft in mehreren Stufen. In jeder einzelnen dieser Stufen kann es zu einer Gesundung kommen, wenn nicht, sollte die nächste Stufe in die Behandlung miteinbezogen werden. Bei schweren oder gar lebensbedrohlichen Erkrankungen empfiehlt sich eine gleichzeitige Anwendung aller Stufen.

In der ersten Stufe geht es darum, Glück, Lebensfreude und auch den Lebensmut wiederzufinden. Wenn die innere Einstellung stimmt, heilen mehr als die Hälfte aller Krankheiten ohne jegliches Zutun und ohne medikamentöse Unterstützung ab. Dies ist die wichtigste Quelle der Heilung und sollte der Hauptbestandteil einer jeden Therapie sein. Der Patient sollte sich vorübergehend aus seinem Alltag verabschieden, alle Termine und Verpflichtungen absagen und sich ausschließlich seinem Körper und seiner Gesundheit widmen. Mit der Zeit spürt er selbst am besten, was für ihn gut ist. Vielleicht ist es ein Spaziergang im Wald, vielleicht schmökern in einem Buch, vielleicht Musik hören, vielleicht aber auch einfach nur schlafen. Ganz gleich, was der Körper signalisiert: Der Patient sollte ihm folgen und ihm Zeit geben, viel, viel Zeit. Im Zustand der Entspannung kann er seine Selbstheilungskräfte am intensivsten entfalten und die Gesundung am schnellsten herbeiführen. Je mehr der Patient ihn drängt, je hektischer er wird, desto länger dauert der Heilungsprozess.

Im Rahmen der biologischen Therapie spielen auch die Erkenntnisse aus der finalen Diagnostik eine zentrale Rolle. Was will mir der Körper mit der Krankheit mitteilen? Will er, dass ich mich mehr bewege? Oder weniger esse? Will er vielleicht, dass ich einen Teil meiner lieb gewonnenen Gewohnheiten und Ansichten ändere oder gar meinen ganzen Lebensstil? Wir sollten dem Körper signalisieren, dass wir ihn verstanden haben, dass wir einverstanden sind mit ihm. Das besänftigt ihn und veranlasst ihn, die Symptome zu mäßigen. Selbstverständlich darf es kein reines Lippenbekenntnis sein. Wenn es uns wieder besser geht, sollten wir tatsächlich die Ärmel hochkrempeln und unser Leben in den entsprechenden Bereichen verändern. Der Körper wird uns dafür belohnen.

Die geistige Therapie

Es liegen heute zahlreiche Studien vor, die belegen, dass unser Geist einen großen Einfluss auf unseren Körper hat. Diese Wirkung können wir uns ganz gezielt für die Therapie zunutze machen, indem wir verschiedene geistige Techniken anwenden wie zum Beispiel Autosuggestion, Visualisation und Meditation. Die Bandbreite dieser Methoden ist enorm. Ganz grob kann man zwei verschiedene Kategorien unterscheiden – die spezifische und die allgemeine.

Bei den spezifischen Methoden nimmt der Geist ganz gezielt Einfluss auf bestimmte Organe und Körperfunktionen. Der Übende visualisiert die körperlichen Vorgänge und verändert sie mithilfe von Bildern und Vorstellungen. Ein populäres Beispiel dafür ist die Visualisation nach Simonton, die in der Onkologie eingesetzt wird. Der Krebskranke bekommt sehr realistische Bilder gezeigt, auf welchen die Krebszellen, die angreifenden natürlichen Killerzellen und die großen Fresszellen zu sehen sind. Auf den Bildern ist zu erkennen, wie die Zellen des Immunsystems die Krebszellen vernichten, bis schließlich nur noch ungefährliche, leblose Hüllen zurückbleiben, die den Ausscheidungsorganen zugeführt werden. Nachdem der Patient die Bilder betrachtet hat, schließt er die Augen und stellt sich die Vorgänge seinen eigenen Körper betreffend bildlich vor. Er visualisiert, wie er seine Abwehrkräfte mobilisiert, wie das Heer seiner Killerzellen immer größer wird, wie sie in die Schlacht ziehen und wie sie die Krebszellen schließlich gnadenlos und unerbittlich in den Tod treiben. Je intensiver dieser Krieg auf der geistigen Ebene geführt wird, so die Überzeugung, desto wirksamer wird die Krebszelle auch auf der körperlichen Ebene bekämpft.

Die spezifischen Methoden gehen stillschweigend davon aus, dass wir wissen, was unserem Körper fehlt, und ihm genau das geben können. Wer sagt uns aber, dass wir dies tatsächlich tun? Selbst wenn die Anzahl der Abwehrzellen tatsächlich durch die Visualisation ansteigt, woher wissen wir, dass das unserem Körper auch wirklich guttut? Es könnte beispielsweise sein, dass die Anzahl der Abwehrzellen zwar steigt, ihre Aggressivität aber nachlässt. Zuerst einmal sollten wir uns die Frage stellen, warum der Körper nicht schon vor der Visualisation mehr Abwehrzellen produziert hat. Vielleicht war er einfach zu schwach dazu. Wenn er jetzt durch den Einfluss der Visualisation dazu gedrängt wird, mehr Abwehrzellen zu produzieren, dann kann es sein, dass seine Energie einfach nicht ausreicht, um sie nach allen Regeln der Kunst herzustellen. Es könnte auch sein, dass er die Energie, die er zusätzlich benötigt, von einem anderen Bereich im Körper abziehen muss. Da es dem Körper wichtiger war, diesen Bereich mit Energie zu versorgen, als Abwehrzellen zu produzieren, kann man davon ausgehen, dass der Abzug der Energie weitreichende Folgen haben wird. Vielleicht nicht sofort, aber zumindest in der Zukunft.

Hierzu noch ein anderes Beispiel: Wenn jemand an Magengeschwüren leidet, dann ist es durchaus möglich, dass die Ursache dafür in einem anderen Bereich des Körpers liegt. Vielleicht ist der sechste Brustwirbel verschoben und irritiert den Nerv, der den Magen mit Informationen versorgt. Das bedeutet, dass der Magen eventuell vollkommen gesund ist und nur aufgrund falscher Informationen nicht mehr richtig funktioniert. In der Medizin spricht man dann von einer funktionellen Störung. Wenn der Patient nun im Rahmen einer Visualisation seinen Magen beeinflusst, lässt er die wahre Ursache seines Leides vollkommen außer Acht. Im Extremfall kann dies dazu führen, dass er seinem Magen Energie zuführt, die von seinem Schwachpunkt in der Wirbelsäule abgezapft wird.

Die Ursache für das Magengeschwür könnte auch eine Narbe sein oder ein Darmproblem oder ein geschwächtes Immunsystem. Solange die wahre Ursache nicht bekannt ist, kann es nicht hilfreich sein, die Magenfunktion mit der Visualisation zu beeinflussen.

Wir sollten wirklich Abschied nehmen von der Überzeugung, dass wir auf sinnvolle Art und Weise in die körperlichen Vorgänge eingreifen können – die Zusammenhänge sind viel zu komplex. Es gibt unglaublich viele Möglichkeiten, die den

Anschein erwecken, die Gesundheit zu fördern. Wir sollten uns nicht anmaßen, die beste dieser Möglichkeiten herausfinden zu können. Das käme der sprichwörtlichen Suche nach der Nadel im Heuhaufen gleich.

Es ist viel sinnvoller und sicherer, sich auf die allgemeinen Methoden zu beschränken. Wie ihr Name schon sagt, beziehen sie sich nicht auf Organe oder spezielle Körperfunktionen, sondern auf den Körper als Ganzes. Sie führen ihm Energie zu und stärken ihn. Er ist es dann, der darüber befindet, ob es sinnvoller ist, die Anzahl der Abwehrkörper zu steigern, den Schleim von der Lunge zu entfernen, die Entgiftungsfunktionen der Leber zu stärken oder die Darmtätigkeit wieder anzuregen. Dies ist der sicherste Weg zu Gesundheit und Wohlbefinden. Auch hier gilt: Wir können uns unserem Körper anvertrauen.

Wenn Sie die Autosuggestion praktizieren möchten, sollten Sie sich auf allgemeine Affirmationen beschränken. Treten Sie morgens vor den Spiegel und sagen Sie: »Die Heilkräfte der Natur durchströmen mich« oder »Ich vertraue den Heilkräften meines Körpers« oder »Der Körper ist mein Freund«. Vergessen Sie das Lachen nicht.

Im Rahmen der Visualisation sollte man mit Bildern arbeiten, die nicht allzu sehr ins Detail gehen, wie zum Beispiel Licht. Atmen Sie ein und visualisieren Sie, wie heilendes Licht durch Ihre Nase in Ihr Körperinneres strömt, bis hinab in das Meer des Atems, das sich etwa drei Fingerbreit unter dem Nabel befindet. Mit der Ausatmung können Sie dieses Licht in alle Winkel Ihres Körpers fließen lassen.

Das Ziel der Meditation ist es, den Geist zur Ruhe kommen zu lassen. Im Zustand tiefster Entspannung können sich die Selbstheilungskräfte des Körpers am effektivsten entfalten. Konzentrieren Sie sich auf Ihren Atem, auf das Licht einer Kerze oder auf einen Gegenstand, der Ihnen angenehm erscheint. Sie können auch die Augen schließen und ein Bild vor Ihrem inneren Auge entstehen lassen. Diese Übung kann im Sitzen, Liegen, Stehen und auch im Gehen praktiziert werden. Im Zustand der Leere unterstützt der Geist die Gesundheit des Körpers am besten.

Die naturheilkundliche Therapie

Wenn der Körper überfordert ist oder wenn der Patient das Gefühl hat, dass er eine Unterstützung von außen benötigt, dann sollten zu allererst naturheilkundliche Therapien zum Einsatz kommen. Die Naturheilkunde hat, wenn sie richtig angewendet wird, gegenüber der klassischen Schulmedizin zwei gewichtige Vorteile: Zum einen hat sie so gut wie keine Nebenwirkungen, zum anderen unterstützt sie den Körper in seinen Bemühungen. Sie gibt ihm genau das, was er benötigt, um seine Gesundheit wiederzuerlangen.

Es stehen zahlreiche Verfahren zur Verfügung, die den Körper stärken, die Abwehrkräfte aktivieren, das Herz kräftigen, die Wirbelsäule korrigieren, die Muskulatur entspannen, die Nerven beruhigen, das Blut reinigen, die Seele aufhellen und die allgemeine Entgiftung forcieren und Schlackenstoffe und Toxine ausleiten. Alle Patienten, ganz gleich an welcher Krankheit sie auch leiden, können von diesen Methoden profitieren. Selbst im fortgeschrittenen Stadium, wenn an Heilung nicht mehr zu denken ist, erfahren sie durch die sanften, regulierenden Methoden noch eine Besserung ihres Zustandes.

Allein mit der biologischen und der naturheilkundlichen Therapie sind wir heute schon in der Lage, weit mehr als die Hälfte aller Menschen zu heilen oder zumindest ihre Symptome auf ein erträgliches Maß zu reduzieren. Und das in den meisten Fällen ganz ohne Nebenwirkungen.

Die schulmedizinische Therapie

Ein Teil der erkrankten Menschen ist auf eine schulmedizinische Versorgung angewiesen. Dies bedeutet aber nicht, dass diese Menschen nicht auch in den Genuss der naturheilkundlichen Therapie kommen sollten. Genau genommen sind sie noch dringender darauf angewiesen als die anderen Patienten, denn die schulmedizinische Therapie hat erhebliche Nachteile. Ihr größtes Problem ist, dass sie in fast allen Fällen gegen die Natur arbeitet und damit auch gegen die Bemühungen und die Bedürfnisse unseres Körpers. Es gibt kein allopathisches Medikament, das den Körper stärkt oder ihn irgendwie in seiner Funktionsweise fördert, ganz im Gegenteil. Das Ziel der Schulmedizin ist es, Krankheiten zu bekämpfen, und all die Medikamente, die sie entwickelt hat, dienen einzig und allein diesem Ziel. Aus diesem Grund werden sie auch Antihypertonika, Antidepressiva, Antikoagulanzien, Antidiabetika, Antiphlogistika, Antirheumatika oder Antibiotika genannt.

Für den Patienten, der im Rahmen der Therapie kaum mehr als eine Statistenrolle spielt und dessen wahre Bedürfnisse häufig hintenangestellt werden, ergibt sich hieraus ein überaus großes Problem. Pharmakologen gehen heute davon aus, dass in Deutschland jedes Jahr ungefähr eine Million Menschen aufgrund von unerwünschten Arzneimittelwirkungen ins Krankenhaus eingeliefert werden. Etwa die Hälfte von ihnen schwebt in akuter Lebensgefahr und für viele von ihnen kommt jede Hilfe zu spät. Jedes Jahr sterben 25 000 Menschen an den Medikamenten, die ihnen ihr Arzt empfohlen hat. Zum Vergleich: Die Zahl der Verkehrstoten, die jährlich zu beklagen sind, bewegt sich in einer Größenordnung von etwa 8000. Um es einmal polemisch zu formulieren: Der Arztbesuch, der die Situation des Patienten eigentlich verbessern sollte, ist dreimal gefährlicher als die Fahrt dorthin.

Diese Zahlen verdeutlichen, dass wir im Umgang mit der schulmedizinischen Therapie sehr vorsichtig sein müssen. Nichtsdestotrotz muss man anerkennen, dass sie in der ambulanten Notfallversorgung, in der Chirurgie und in der Behandlung akuter Krankheiten unübertroffen ist und mehr als nur ihre Daseinsberechtigung hat. Die Erfolge, die sie hier zu Recht feiert, sollten allerdings nicht darüber hinwegtäuschen, dass sie bei der Behandlung vieler chronischer Krankheiten eher schädlich als nützlich ist.

Allopathische Medikamente sind hochgefährliche, hochtoxische Substanzen, die der Körper nur eine gewisse Zeit lang ertragen und kompensieren kann. Wir sollten den Bogen nicht überspannen und so schnell wie möglich nach Alternativen suchen, um erst gar nicht in den Teufelskreis der schulmedizinischen Therapie zu gelangen. Hierzu drei Beispiele:

Schmerztabletten sind in der akuten Situation sehr sinnvoll und sie erleichtern das Leben ungemein. Wenn sich allerdings die Schmerzen, wie zum Beispiel Kopfschmerzen, chronifizieren und der Patient regelmäßig Schmerztabletten einnimmt, kehrt sich die Wirkung des Arzneimittels um und bewirkt seinerseits eine Verstärkung des Kopfschmerzes.

Cortison ist für den akuten Notfall ein Wundermittel. Die meisten Entzündungen heilen unter seinem Einfluss innerhalb weniger Tage ab und ersparen dem Patienten viel Leid. Wird es allerdings regelmäßig eingenommen, entpuppt es sich als wahrer Gesundheitskiller. Bereits nach wenigen Wochen können starke unerwünschte Arzneimittelwirkungen auftreten. Im weiteren Verlauf kann es zu Stiernacken, Vollmondgesicht, Osteoporose, Magen- und Zwölffingerdarmgeschwüren, Diabetes, Bluthochdruck, grünem Star, Impotenz und anderen Krankheiten kommen.

Mit der Chemotherapie, die in der Onkologie eingesetzt wird, verhält es sich ähnlich. Kurzfristig betrachtet bekämpft sie den Krebs und bewirkt in den meisten Fällen eine vorübergehenden Verkleinerung der Krebsgeschwulst. Langfristig gesehen erhöht sie allerdings die Wahrscheinlichkeit, erneut an Krebs zu erkranken. Auf dem Beipackzettel ist nachzulesen, dass das Medikament eine kanzerogene, also krebsfördernde Wirkung hat.

Die schulmedizinische Therapie kann wirklich Wunder vollbringen, aber dies bezieht sich, wie schon gesagt, überwiegend auf den akuten Bereich. Wir sollten darauf achten, dass wir die Medikamente, wenn überhaupt, nur über einen beschränkten Zeitraum hinweg einnehmen. In den meisten Fällen ist eine naturheilkundliche Begleittherapie sehr zu empfehlen, um die Nebenwirkungen so weit wie möglich zu reduzieren. Ansonsten könnte der langfristige Schaden größer sein als der Nutzen.

Die Heilung verstehen

Die Heilung verläuft bei vielen Patienten nach bestimmten Regeln. Ein bekanntes Phänomen ist die Erstverschlimmerung. Wenn die Therapie erfolgreich ist und eine wirkliche Heilung im Körper eingeleitet wird, kommt es häufig zuerst einmal zu einer Verschlimmerung der Symptomatik. In der Regel hält diese ein oder zwei Tage an, in seltenen Fällen auch drei. Hierzu ein Beispiel aus der Praxis:
Ein Mann kam am Freitag mit starken Rückenschmerzen in die Praxis. Sein ISG (Iliosakralgelenk) war blockiert und die unteren beiden Lendenwirbel waren zur Seite hin verschoben. Nach der Therapie fühlte sich der Patient gleich viel besser und ging freudestrahlend nach Hause. Die Besserung hielt bis zum Abend an, danach begann für ihn, wie er selbst sagte, die

Hölle. Zwei Nächte lang konnte er nicht schlafen. Tagsüber wusste er nicht, ob er sich setzen, legen oder stellen sollte. Ständig hatte er Schmerzen und nichts verschaffte ihm Linderung. Erst am Sonntagabend zeichnete sich eine Besserung ab und am Montagmorgen waren dann alle Schmerzen verschwunden.

Der Patient war monatelang von einem Orthopäden zum anderen gegangen und überall bekam er nur Spritzen und Schmerztabletten verordnet. Die linderten zwar die Symptomatik, veränderten aber die Fehlstellung der Wirbelsäule nicht. Aus diesem Grund kam es dabei auch zu keiner Erstverschlimmerung. Erst als die Wirbel und das Kreuzbein zurechtgerückt wurden, veränderte sich die Situation im Beckenbereich und viele Muskeln mussten sich darauf einstellen – die einen mussten sich dehnen, die anderen mussten sich anspannen. Diese Umstellung führte zu den geschilderten Schmerzen.

Die Erstverschlimmerung tritt bei den meisten Patienten auf. Sie ist teilweise überaus unangenehm und manchmal auch sehr schmerzhaft, dennoch sollten die Symptome, die dabei auftreten, wenn möglich nicht therapiert oder gar mit allopathischen Medikamenten unterdrückt werden. Sie sind eine Heilreaktion und deuten darauf hin, dass sich der Körper auf den Weg in Richtung Gesundheit gemacht hat. Wir sollten ihn nicht davon abbringen.

Der Verlauf der Heilung ist abhängig von der Krankheitsgeschichte. Es scheint so, als seien alle Krankheiten, die wir bislang durchgemacht haben, in unseren Körper einprogrammiert. Wir tragen sie nach wie vor mit uns herum, auch wenn wir sie schon lange überwunden haben und keine Symptome mehr spüren. Im Verlauf des Heilungsprozesses kann zu jeder Zeit ein altes Symptom reaktiviert werden. Wie schon bei der Erstverschlimmerung gilt auch hier, dass diese reaktivierten

Symptome maximal zwei bis drei Tage andauern. Erst dieses Wiederbeleben der vergangenen Krankheit scheint eine endgültige Ausheilung zu ermöglichen.

In der Regel folgt die Heilung einer chronologischen Ordnung, in deren Rahmen die Krankengeschichte rückwärts durchlaufen wird. Das bedeutet, dass die Symptome umso später im Heilungsprozess auftauchen, je weiter sie in der Vergangenheit zurückliegen. Hierzu ein Beispiel:

Ein Patient hatte Probleme mit dem rechten Knie. Nach mehreren erfolglosen Therapieversuchen legte ihm der Orthopäde nahe, eine Operation durchführen zu lassen. Da er alleinstehend war, suchte er nach einer Alternative und kam in die Praxis. Die eingehende Untersuchung ergab eine Blockade mehrerer Wirbel. Nachdem die Wirbelsäule korrigiert worden war, kam es zu einer Erstverschlimmerung und nach einigen weiteren Behandlungen ging die Entzündung endgültig zurück. Auf die Operation konnte verzichtet werden. Vier Wochen später traten starke Schmerzen im rechten Fuß auf. Abermals wurde dem Patienten eine Operation nahegelegt. Mithilfe von Neuraltherapie, Akupunktur und Osteopathie gingen auch diese Schmerzen zurück. Erneut konnte auf eine Operation verzichtet werden. Dies war ein Heilungsverlauf wie aus dem Lehrbuch.

Die Heilung verläuft in den meisten Fällen entgegengesetzt der Krankheitsentwicklung. Die auftretenden Symptome wandern vom Körperinneren zur Körperoberfläche und vom oberen Körperende zum unteren. Mit dieser einfachen Regel lässt sich relativ gut abschätzen, ob es sich bei den auftretenden Symptomen um ein Voranschreiten des Krankheitsprozesses handelt oder um eine Heilung. Für den Patienten, der auf Seite 32f. beschrieben wurde, der nach Abheilung seiner Magengeschwüre plötzlich Rückenschmerzen bekam, bedeutet dies, dass er auf dem Weg der Heilung ist. Die Symptome sind von innen nach außen gewandert. Wenn es ihm gelingt, diese Rückenschmerzen zu kurieren, dann hat er gute Chancen, vollkommen gesund zu werden.

Die Heilung ist ein sehr komplexer Vorgang. Diese allgemeinen Regeln dienen nur der groben Orientierung. Es gibt schwere Störungen, die an Heftigkeit all die anderen übertreffen und gleich zu Beginn der Therapie aktiviert werden, auch wenn sie lange zurückliegen. Andere Symptome treten gar nicht mehr auf. Der Heilungsverlauf kann gänzlich auf den Kopf gestellt sein. Die Körperwahrnehmung spielt auch hier eine entscheidende Rolle. Der Patient und der Therapeut sind aufgefordert, sich in die Äußerungen des Körpers einzufühlen, um sie zu verstehen.

Gesunde Krankheiten

Die Phänomene, die im Folgenden beschrieben werden, sind keine wirklichen Krankheiten. Sie werden nur als solche bezeichnet, weil die moderne Medizin sie als Krankheiten interpretiert. In Wirklichkeit sind es Heilreaktionen, die unser Körper im Lauf seiner langen Evolution entwickelt hat, um sein Überleben zu sichern. Sie sind ein wesentliches Fundament unserer Gesundheit. Anstatt sie zu unterdrücken, wie dies im Rahmen der modernen Medizin heute gang und gäbe ist, sollten wir froh darüber sein, dass unser Körper über solch ausgeklügelte Mechanismen verfügt. Ohne sie wären vermutlich schon unsere Vorfahren vor vielen Jahrtausenden ausgestorben.

Allergie

Entgiftung für den Körper

Entwicklung der Allergie

Im Jahr 1882 untersuchte Dr. Stevenson alle Einweisungen in das St. Bartholomew's Hospital in London. Von den 20 000 Patienten waren 21 an Asthma erkrankt. Damit lag die Häufigkeit bei etwa 0,1%. Als 1944 erneut eine groß angelegte Untersuchung durchgeführt wurde, war dieser Wert bereits auf 0,9% angestiegen. Bis heute ist er abermals angewachsen, und zwar auf etwa 5,6%. Würde Dr. Stevenson seine Untersuchung von 1882 heute wiederholen, würde er den Befund Asthma nicht nur 21-mal stellen, sondern 1120-mal.

Für Heuschnupfen gelten ähnliche Zahlen. 1926 wurde ermittelt, dass etwa 0,28% der Einwohner Deutschlands an Heuschnupfen erkrankt waren, das sind 56 Erkrankte pro 20 000 Einwohner. Bis heute hat sich dieser Wert um mehr als das Fünfzigfache erhöht. Er liegt heute bei ungefähr 15%. Von 20 000 Einwohnern leiden heute etwa 3000 an Heuschnupfen. In absoluten Zahlen ausgedrückt, ergibt sich folgendes Bild: Nach Angaben des Bundesgesundheitsministeriums leiden heute in Deutschland etwa 12 Millionen Menschen an Heuschnupfen, 4,5 Millionen an Asthma und 2,7 Millionen an Neurodermitis. 8 Millionen Menschen sind von der Hausstauballergie betroffen, 7,2 Millionen von einer Kontaktallergie, 4,5 Millionen von einer Nahrungsmittelallergie und 2,4 Millionen von einer Tierhaarallergie. Während bis vor wenigen Jahrzehnten kaum jemand etwas mit dem Begriff »Allergie« anzufangen wusste, ist heute etwa jeder Dritte davon betroffen. Tendenz steigend.

Was ist eine Allergie?

In der medizinischen Literatur wird die Allergie als eine Krankheit beschrieben, bei der eine Fehlregulation des Immunsystems vorliegt, die den Körper veranlasst, übermäßig stark auf harmlose Reize wie zum Beispiel Blütenpollen oder Hausstaub zu reagieren. Allergien können sich im Lauf des Lebens entwickeln wie viele andere Krankheiten, sie können aber auch genetisch bedingt sein. In diesem Fall spricht man von einer Atopie. Menschen, die davon betroffen sind – sogenannte Atopiker –, haben ein erhöhtes Risiko, an Heuschnupfen, Asthma und Neurodermitis zu erkranken.

Was sind Allergene?

Allergene sind Substanzen, die im Körper eine allergische Reaktion auslösen können. Zu ihnen gehören Inhalationsallergene (z. B. Blütenpollen, Hausstaubmilben, Schimmelpilze und Tierhaare), Nahrungsmitteleiweiße (z. B. Kuhmilch, Ei, Getreide, Zitrusfrüchte, Tomaten, Erdbeeren, Konservierungsmittel und Farbstoffe), Insektengifte von Bienen und Wespen, Kosmetika und eine ganze Reihe von Medikamenten. Interessant dabei ist, dass diese Substanzen überhaupt keinen Einfluss auf die Art der allergischen Reaktion haben. Tierhaare beispielsweise können bei dem einen Menschen einen aller-

gischen Schnupfen auslösen und bei dem anderen einen allergischen Asthmaanfall.

Die Ursache der Allergie

Die Ursache für die dramatische Zunahme der Allergien wurde bislang noch nicht eindeutig erkannt. Es gibt mehrere Theorien, die kontrovers diskutiert werden. Eine von ihnen
besagt, dass im Zuge der zunehmenden Industrialisierung
immer mehr Giftstoffe freigesetzt werden, die den Körper
belasten und eine Störung des Immunsystems hervorrufen.
Eine andere Theorie beruft sich auf Untersuchungen, die
kurz nach der Wiedervereinigung durchgeführt wurden.
Obwohl die Umweltverschmutzung in der damaligen DDR
wesentlich stärker war als in Westdeutschland, gab es deutlich weniger Allergien. Dies erklärt man damit, dass die Kinder in Ostdeutschland früher in Kinderkrippen und Kinder-
gärten untergebracht wurden und sich deshalb auch schon
früher mit allerlei Bakterien und Viren auseinandersetzen
mussten. Auch wenn sie häufiger Infektionskrankheiten
erlitten, so die Befürworter dieser Theorie, hätte dies dennoch positive Auswirkungen auf die Gesundheit gehabt.
Solange nämlich das Immunsystem Abwehrzellen und Antikörper gegen diese Krankheitserreger bildete, sei es sinnvoll
beschäftigt gewesen und wäre deshalb nicht auf die Idee
gekommen, Antikörper vom Typ IgE zu produzieren und
damit die Allergiekarriere zu starten.
Wir werden gleich noch auf die mysteriösen IgE-Antikörper
zu sprechen kommen. Bemerkenswert an dieser Theorie ist
die Tatsache, dass Infektionskrankheiten mit Husten, Schnupfen, Durchfall und anderen Symptomen nun plötzlich in
einem gänzlich anderen Licht erscheinen. Demnach wären sie

keine Krankheiten, die es zu bekämpfen gilt, sondern ein wichtiger Baustein im Puzzle des Immunsystems. Ein neuer Gedanke, an den wir uns wohl gewöhnen müssen: die Krankheit als Wegbereiter der Gesundheit.

Die allergische Reaktion

Die allergische Reaktion kann niemals beim Erstkontakt mit dem Allergen ausgelöst werden. Es muss immer zuerst eine Sensibilisierung stattfinden. Diese kann sich innerhalb weniger Tage entwickeln oder aber über einen langen Zeitraum von mehreren Jahren. Niemand kann voraussagen, ob sich eine Allergie entwickeln wird oder nicht. Wenn jemand jahrelang ein bestimmtes Medikament gut vertragen hat, bedeutet dies nicht, dass er auch die nächste Einnahme ohne Nebenwirkungen überstehen wird. Die Allergie kann sich zu jedem Zeitpunkt gegenüber jeder Substanz entwickeln. Dabei durchläuft sie zwei Phasen:

1. Phase: Sensibilisierung
In der ersten Phase legt der Körper den Grundstein für die spätere allergische Reaktion. Er analysiert das Allergen, zerlegt es in seine Bestandteile, lernt seinen chemischen Aufbau kennen und produziert anschließend einen Antikörper vom Typ IgE, der exakt auf dieses Allergen abgestimmt ist. Man spricht vom »Schlüssel-Schloss-Prinzip«. So wie jeder Schlüssel nur in ein einziges Schloss passt, so kann jeder Antikörper nur mit einer einzigen Substanz reagieren. Dieser Ur-Antikörper wird nun milliardenfach vervielfältigt und in die Blutbahn geschwemmt. Anschließend kreisen diese Abkömmlinge so lange im Körper, bis sie auf eine sogenannte Mastzelle treffen, an deren Oberfläche sie sich festheften.

An diesem Punkt kommt die gesamte Entwicklung vorerst einmal zur Ruhe. Es kann sein, dass jahrelang nichts passiert.

2. Phase: Die allergische Reaktion
Sobald das Allergen mit der Atemluft, der Nahrung oder einer Injektion erneut in den Körper gelangt und der Körper darin eine Bedrohung sieht, ist dieser Zustand der Ruhe schlagartig beendet. Der Körper gerät in helle Aufregung. Das Allergen dockt an den IgE-Antikörper an und löst eine Kettenreaktion aus. Mastzellen sind nämlich wie Tretminen. Solange man sie in Ruhe lässt, sind sie friedlich und tun niemandem etwas zuleide. Begeht man allerdings den Fehler, sie zu berühren, gehen sie in die Luft. Und genau das geschieht auch mit den Mastzellen, wenn sich das Allergen an die IgE-Antikörper auf ihrer Oberfläche heftet. Sie explodieren und setzen dabei zahlreiche Substanzen frei. Histamin ist die bekannteste von ihnen. Darüber hinaus werden unter anderem auch Leukotriene, Prostaglandine und Tumornekrosefaktor freigesetzt.
Die Reaktion, die nun abläuft, ist eine klassische Abwehrreaktion – eine Entzündung. Es herrscht allgemeiner Alarmzustand. Der Körper macht mobil und greift den Eindringling an. Er produziert große Mengen von Adrenalin und schüttet sie ins Blut aus. Die Herzkranzgefäße weiten sich und das Herz wird optimal durchblutet. Es beginnt schneller und kräftiger zu schlagen und führt dadurch dem gesamten Organismus mehr Sauerstoff und Nährstoffe zu. Auch die kleinen Blutgefäße, die das Krisengebiet versorgen, werden geweitet. Mit dem gesteigerten Blutfluss werden vermehrt Abwehrzellen in das Krisengebiet transportiert. Der Lymphfluss, der ebenfalls angeregt wird, entgiftet das betroffene Areal und trägt dazu bei, dass die Eindringlinge unschädlich gemacht und entsorgt werden.
Für den Patienten hat dies zur Folge, dass sich aufgrund der physiologischen Abläufe eines oder mehrere der klassischen

Allergiesymptome einstellen – tränende Augen, Schnupfen, Niesen, Husten, Atemnot, Ödeme, Juckreiz, Hautausschläge, gesteigerte Urinausscheidung, Erbrechen und Durchfall.

In der Regel ist die allergische Reaktion ein zwar unangenehmer, aber harmloser Vorgang. Bei entsprechender Veranlagung kann sich hieraus allerdings auch ein anaphylaktischer Schock entwickeln. Dieser zeichnet sich dadurch aus, dass das gesamte Herz-Kreislauf-System zusammenbricht, der Blutdruck absinkt, die Durchblutung nicht mehr gewährleistet ist, die Bronchien sich verkrampfen und im Endstadium Herz- und Atemstillstand drohen. In dieser Situation ist das Leben des Patienten ernsthaft bedroht.

Die Schulmedizin und die Allergie

Für die Schulmedizin ist die Allergie eine Krankheit, die es zu bekämpfen gilt. Ihre Therapie beruht auf drei Pfeilern. An erster Stelle steht die Allergenkarenz, also die Meidung des Allergens. In zweiter Linie wird in den meisten Fällen eine Hyposensibilisierung durchgeführt. Dabei bekommt der Patient das entsprechende Allergen in ansteigender Dosierung gespritzt, in der Hoffnung, dass sich der Körper langsam daran gewöhnt und keine Abwehrmaßnahmen mehr einleitet.

Trotz weitgehender Allergenkarenz und Hyposensibilisierung reagieren viele Patienten weiterhin mit allergischen Symptomen. Dies nimmt die Schulmedizin zum Anlass, Medikamente zu verordnen, um die allergische Reaktion zu unterdrücken. Das Zauberwort heißt »Antihistaminika«. Diese Medikamente besetzen die Rezeptoren in den Organen und verhindern auf diesem Wege, dass das Histamin andocken und seine Wirkung entfalten kann. Auf diesem Wege wird die allergische Reaktion gedämpft, in vielen Fällen sogar gänzlich unterdrückt. Wenn die Schleimhäute nicht anschwellen und die lästigen Symptome wie Schnupfen, Niesen, Hautausschläge und Durchfall nicht auftreten, sieht sich der Arzt bestätigt und die Therapie wird als Erfolg verbucht. Auch der Patient geht zufrieden nach Hause und empfiehlt die Therapie seinen Freunden weiter. Bei genauerem Hinsehen wird man allerdings einiger Punkte gewahr, die Anlass zu größter Sorge geben.

Warum es Mastzellen und Antikörper vom Typ IgE gibt

Warum hat der Körper dieses hochkomplexe System aus Mastzellen, IgE-Antikörpern, Histamin und anderen Mediatoren erschaffen? An dieser Frage haben sich die Wissenschaftler lange Zeit die Zähne ausgebissen. Die einzige Antwort, die sie bis vor wenigen Jahrzehnten fanden, war die, dass bei einem Wurmbefall des Darms stets die Anzahl der Mastzellen im Darm erhöht war. Dies führte zu der Vermutung, dass die Mastzellen an der Abwehr von Würmern im Darm beteiligt seien.
Damit war das Rätsel allerdings noch lange nicht gelöst. Dies würde allenfalls erklären, warum sich in der Darmwand viele dieser Mastzellen aufhalten. Aber sie finden sich nicht nur dort, sondern auch im Magen, in den Atemwegen und in der Haut in größeren Mengen. Warum?
Interessant ist, dass die Mastzellen vor allem dort anzutreffen sind, wo der Körper in Kontakt mit der Umwelt steht. In diesen Bereichen findet ein Austausch zwischen innen und außen statt. Auf der einen Seite hat der Körper die Möglichkeit, hier seine Gift- und Schlackenstoffe zu entsorgen. Gleichzeitig sind diese Areale auch einer besonderen Bedrohung ausgesetzt. Giftstoffe und Mikroorganismen, die sich in der Umwelt befinden, erhalten hier eine Möglichkeit, in den

Körper einzudringen. Besonders für Mikroorganismen ist dies eine verlockende Aussicht. Für sie bietet der Körper wahrhaft paradiesische Zustände. Er ist angenehm temperiert, weist einen optimalen Feuchtigkeitsgehalt auf und stellt regelmäßig Nahrung zur Verfügung. Jedes Bakterium träumt davon, sich hier niederzulassen, um sich zu vermehren.

Was liegt also näher, als diese Grenzen zur Umwelt besonders gut abzusichern? Und genau das macht der Körper auch. Er hat sogar zwei Abwehrlinien installiert.

Die erste Abwehrlinie

Schon die erste Abwehrlinie ist ein wahres Bollwerk gegen Bakterien, Viren, Pilze und andere Krankheitserreger. Sie setzt sich zusammen aus physikalischen, chemischen und mikrobiologischen Faktoren. Zu den physikalischen Faktoren zählt man zum Beispiel den Schleim in der Nase, in den Bronchien und im Mund- und Rachenraum. Mikroorganismen, die mit der Luft eingeatmet werden, bleiben daran kleben und werden anschließend entsorgt. Zu den chemischen Barrieren gehören die Magensäure, der Säureschutzmantel der Haut und das Lysozym – ein Enzym, das eine antibakterielle Wirkung hat. Es kommt in der Tränenflüssigkeit, im Speichel und im Schweiß vor. Die mikrobiologische Barriere schließlich wird von den 100 000 Milliarden Bakterien unserer Darmflora gebildet. Sie bieten einen effektiven Schutz gegen schädliche Mikroorganismen, die mit der Nahrung in den Darm gelangen.

Die zweite Abwehrlinie

Im Normalfall reicht diese erste Front vollkommen aus, um Giftstoffe und Mikroorganismen abzuwehren. Erst wenn sie zu schwach ist und den Eindringlingen nicht mehr genügend Paroli bieten kann, tritt die zweite Abwehrfront in Kraft – die allergische Reaktion.

Auch wenn die allergischen Symptome sehr unangenehm für den Betroffenen sind, muss man doch sagen, dass sie eine sinnvolle Einrichtung im Dienste der Gesundheit sind. Sie stellen einen überaus intelligenten und nahezu perfekten Reinigungsmechanismus dar. Dank ihrer Hilfe werden die eingedrungenen Krankheitserreger vernichtet und nach außen befördert. Die Tränen beispielsweise reinigen die Augen. Mithilfe des Schnupfens und des Niesens werden die oberen Atemwege gereinigt. Husten katapultiert die Krankheitserreger aus der Lunge und den Bronchien. Erbrechen reinigt den Magen und der Durchfall dient der Selbstreinigung des Darmes. Zu Hautausschlägen und Ödemen an der Körperoberfläche kommt es aus demselben Grund. Hierzu muss man wissen, dass die Haut eines unserer größten Entgiftungsorgane ist. Teilweise nutzt sie den Schweiß als Transportmedium, teilweise den Talg und teilweise genügt einfach nur die alltägliche Abschilferung der Haut, um den schädlichen Ballast abzustoßen. Wenn die Reinigungskräfte der Haut überfordert sind und zu viele Giftstoffe auf einmal ausgeschieden werden, kommt es zu Entzündungen und Hautausschlägen.

Auch die Atemnot, die als sehr bedrohlich empfunden wird, ist letztendlich ein Schutzmechanismus, mit dem der Körper versucht, sein Leben zu retten. Einer der Hauptwege, auf dem die Allergene in unseren Körper gelangen, ist die Atemluft. Um die Zufuhr zu reduzieren, verkrampfen die Bronchien und blockieren somit die Atmung.

Die Mastzellen und die IgE-Antikörper sind also keine überflüssigen Einrichtungen der Natur, wie dies manchmal behauptet wird. Sie erfüllen wichtige Aufgaben. Sie locken Abwehrzellen in das befallene Areal, bringen den Lymphfluss in Gang, lösen heilsame Reflexe wie Husten und Niesen aus, initiieren Entzündungen und entgiften den Körper. Ohne sie wären wir vermutlich schon längst ausgestorben.

Die Allergie – eine gesunde Abwehrreaktion

Alle physiologischen Mechanismen in unserem Körper haben
sich im Lauf der Evolution über einen langen Zeitraum hinweg entwickelt. Auch wenn sie das Wohlbefinden kurzzeitig
beeinträchtigen, dienen sie dennoch auf lange Sicht gesehen
dem Überleben. Für die allergische Reaktion gilt dasselbe. Sie
ist keine Krankheit. Ganz im Gegenteil. Unser Körper hat sich
nur deshalb am Leben erhalten können, weil er es immer wieder verstanden hat, sich optimal an die Bedingungen der
Umwelt anzupassen. Es ist geradezu absurd, davon auszuge-
hen, dass diese geniale Fähigkeit jetzt plötzlich bei jedem dritten Menschen verloren geht. Die Allergie ist die adäquate
Reaktion des Körpers auf die sich verändernde Umwelt, die in
der Tat immer giftiger und lebensfeindlicher wird.

Wenn von einer übermäßigen Reaktion auf harmlose Reize
gesprochen wird, deutet dies auf eine gefährliche Fehlinter-
pretation der grundlegenden Zusammenhänge. Natürlich
wissen wir alle, dass Birkenpollen, so wie sie in einer natürlichen Umwelt vorkommen, wirklich harmlos sind. Die Birkenpollen, mit denen wir es heute zu tun haben, sind allerdings nicht mehr dieselben wie im 19. Jahrhundert. Untersuchungen haben ergeben, dass es zwischen dem Autoverkehr
und der Heuschnupfenrate einen direkt proportionalen
Zusammenhang gibt, und zwar deshalb, weil sich die Birkenpollen infolge der zunehmenden Belastung durch Autoabgase verändern. Sie weisen mittlerweile eine wesentlich höhere
Dichte an Allergenen auf als früher. Vor diesem Hintergrund
wird auch verständlich, warum Kinder in Berlin, München,
Köln und Düsseldorf eine höhere Allergierate aufweisen als
ihre Altersgenossen in ländlichen Gebieten, wo die Belastung
durch Autoabgase wesentlich geringer ist.

Die Birkenpollen stellen nicht mehr den harmlosen Reiz dar,

der sie lange Zeit gewesen sind. Heute sind sie eine reale Belastung, teilweise sogar eine Bedrohung für unsere Gesundheit. Das gilt ebenso für andere Blütenpollen, Hausstaub, Tierhaare, Nahrungsmittel, Kosmetika, Medikamente und andere Allergene. Die Umweltverschmutzung hat heute einen Grad erreicht, an dem sie sich in allen Bereichen unseres Lebens wiederfindet. Es gibt kaum noch harmlose Reize. Überall lauern Gefahren. Wenn sich der Körper gegen diese schädlichen Reize aus der Umwelt zur Wehr setzt, dann ist dies beileibe keine Krankheit. Diesen Mechanismus zu unterdrücken, wie dies heute gang und gäbe ist, ist ein eklatanter Fehler, der weitreichende Konsequenzen nach sich ziehen kann. Wieder einmal kommen wir zu dem Schluss, dass die Schulmedizin das Pferd von hinten aufzäumt und die wirklichen Zusammenhänge nicht erkennt. Die allergische Reaktion ist eine überaus gesunde Reaktion, die den Betroffenen vor größerem Unheil bewahrt. Sie verhindert nämlich, dass diese giftigen Substanzen sich im Körper anlagern, das Bindegewebe blockieren und funktionelle Störungen auslösen (vgl. hierzu S. 219ff.). Was wirklich krank ist, ist die Tatsache, dass wir uns über alle Gesetze der Natur hinwegsetzen und die Umweltverschmutzung immer weiter vorantreiben. Die Allergie ist lediglich eine natürliche, gesunde Reaktion unseres Körpers auf diese krankhafte Entwicklung.

Warum bekommt nicht jeder eine Allergie?

Nehmen wir einmal an, ein Japaner und ein Bayer veranstalten auf der Wies'n ein Wetttrinken. Was glauben Sie, wie es ausgehen wird? Keine Frage, bis der Bayer so richtig in Schwung kommt, liegt der Mann aus dem Fernen Osten schon längst unter dem Tisch. Dies liegt nicht etwa daran, dass der zünftige Bursch mit Bart und Bierbauch ein echter Mann ist und der Japaner nur ein Handtuch, sondern an einem Enzym namens Alkoholdehydrogenase. Dieses Enzym ist dafür zuständig, dass der Alkohol abgebaut und ausgeschieden wird, ohne allzu großen Schaden anzurichten. Während es bei uns Europäern in seiner aktivsten Form vorliegt, findet sich bei den Asiaten eine weniger aktive Variante. Man spricht von einem Isoenzym. Die Folge ist, dass die Asiaten den Alkohol nicht so schnell verstoffwechseln und ihn deshalb auch nicht so gut vertragen können. Auch wenn sich der Japaner noch so große Mühe gibt, im Normalfall hat er gegen einen Kampftrinker aus Bayern keine Chance. Für die Indianer, die ja bekanntlich mit den Asiaten sehr eng verwandt sind, gilt dasselbe. Das Feuerwasser, das der weiße Mann in den Wilden Westen brachte, war für sie so verheerend, weil sie ihn nicht so gut verstoffwechseln konnten.

An diesem Beispiel sieht man, was ein einziges Enzym bewirken kann. Das Schicksal ganzer Völker kann davon abhängen. Die Aufgabe von Enzymen ist es, chemische Reaktionen zu unterstützen. Wenn sie zugegen sind, laufen diese Reaktionen wesentlich schneller ab. Wenn nicht, gerät der ganze Prozess ins Stocken.

Der gesamte Stoffwechsel im Körper beruht letztendlich auf der Aktivität solcher Enzyme. Von der Nahrungsaufnahme bis zur Ausscheidung, von der Zellteilung bis zum Zelluntergang, von der Sauerstoffaufnahme bis zur Kohlendioxidabgabe funktioniert alles nur bei gleichzeitiger Anwesenheit von Enzymen. Auch die Vernichtung von Krankheitserregern und die Ausscheidung von Giftstoffen ist ohne Enzyme nicht möglich.

Die Komplexität des Stoffwechsels ist enorm. Man kennt heute Tausende solcher Enzyme. Die Anzahl der verschiedenen chemischen Reaktionen, die in jeder Sekunde unseres Lebens ablaufen, ist noch um ein Vielfaches größer. Hinzu kommt, dass kein Mensch wie der andere ist. Jeder hat einen indivi-

duellen Stoffwechsel und ein eigenes Enzymprofil. Das erklärt
nicht nur, warum der eine besser Alkohol verstoffwechseln
kann als der andere, sondern auch, warum Giftstoffe, Bakterien und andere Krankheitserreger in jedem Menschen unterschiedliche Reaktionen hervorrufen. Was für den einen eine
Bagatelle ist, kann für den anderen schon eine gefährliche
Bedrohung sein. Während der Japaner nach der dritten Maß
schon fast eine Alkoholvergiftung erleidet, kommt so man-
cher Bayer erst nach der fünften so richtig in Stimmung.
Es gibt keinen Computer und keine Labordiagnostik, die den
Stoffwechsel auch nur annähernd erfassen könnte. Der Körper
selbst ist der Einzige, der darüber wachen und entscheiden
kann, was für ihn eine Bedrohung ist und was nicht. Wenn er in
Form einer allergischen Reaktion signalisiert, dass die Birkenpollen eine Belastung darstellen, darf das nicht als Fehlregulation des Immunsystems interpretiert werden. Der Körper reagiert nur dann so, wenn diese Pollen auch wirklich Substanzen
enthalten, die ihm gefährlich werden könnten und seine
Gesundheit bedrohen. Und wenn er auf Hausstaub allergisch
reagiert, dann hat auch das einen guten Grund. Nur weil wir
diesen Grund nicht erkennen, heißt das noch lange nicht, dass
es keinen gibt. Wir können uns unserem Körper anvertrauen.
Er macht wesentlich weniger Fehler als wir in unserem Alltag.

Die Allergie – eine Folge der Fehlregulation des Immunsystems

Es gibt allerdings noch einen anderen Mechanismus, der eine
Allergie auslösen kann, und dieser deutet in der Tat auf eine
Fehlregulation des Immunsystems hin. Wenn nämlich das
Immunsystem nicht mehr richtig funktioniert oder zu
schwach ist, kann es passieren, dass Substanzen, die norma-

lerweise keinen Schaden anrichten, heftige Abwehrreaktionen hervorrufen.

Vielleicht denken Sie jetzt, dass das genau die Ansicht der Schulmedizin ist. Schließlich sprechen die Ärzte immer wieder von Fehlregulation des Immunsystems und übersteigerter Abwehrreaktion. Dies ist jedoch nicht korrekt: Die allergische Reaktion, die sich aufgrund der Fehlregulation des Immunsystems einstellt, ist nach wie vor eine gesunde Reaktion. Sie schützt nämlich das ohnehin schon geschwächte Immunsystem vor einer zusätzlichen Belastung, indem sie die potenziellen Giftstoffe und Krankheitserreger nach außen befördert. Es ist ein reiner Schutzmechanismus, der den Körper vor weiterem Unheil bewahrt. Ihn mit Antihistaminika zu unterdrücken, ist auch in diesem Kontext der größte Fehler, den man begehen kann.

Die wirkliche Krankheit ist in diesem Fall nicht die allergische Reaktion, sondern die Schwächung bzw. Störung des Immunsystems. Sie ist es, die behandelt werden muss, und nicht die allergische Reaktion.

Die Allergie und der Darm

Wie wir gesehen haben, gibt es zwei mögliche Ursachen für die Entstehung einer Allergie. Zum einen die übermäßige Belastung des Körpers mit Giftstoffen und zum anderen die Schwächung des Immunsystems. In beiden Fällen spielt der Darm eine zentrale Rolle.

Der Darm hat die Aufgabe, die Nahrung in ihre Bestandteile aufzuspalten, um sie anschließend aufzunehmen. Wenn wir uns diese Aufgabe näher betrachten, stellen wir fest, dass der Darm Tag für Tag wahre Wunder vollbringt. Mit der Nahrung werden nämlich zahlreiche unterschiedliche Substanzen angeliefert. Was die Vitamine, Mineralstoffe und Spurenelemente betrifft, ist die Anzahl noch sehr überschaubar. Auch die Kohlenhydrate und die Fette sind noch relativ einfach zu überblicken. Wenn wir uns aber den sekundären Pflanzenstoffen zuwenden, gelangen wir in schwindelerregende Dimensionen. Wir kennen etwa 20 000 verschiedene solcher Substanzen, ihre tatsächliche Anzahl dürfte jedoch noch um ein Vielfaches höher liegen. Doch damit nicht genug: In den Darm gelangen auch noch zahlreiche Bakterien, Viren und Pilze, Fungizide, Pestizide und Herbizide, Wachstumsstoffe, Konservierungsstoffe und Farbstoffe, Hormone, Medikamente und zahlreiche andere Chemikalien mehr. Jeden Tag wird unser Darm mit hunderttausend verschiedenen Substanzen konfrontiert, wahrscheinlich sogar noch mit wesentlich mehr. Seine Aufgabe ist es nun, aus der Vielzahl dieser Substanzen die lebenswichtigen herauszufiltern, um sie in die Blutbahn zu schleusen. Gleichzeitig muss er darauf achten, dass die Schadstoffe im Darminneren zurückbleiben und der Ausscheidung zugeführt werden.

Auch wenn man es kaum für möglich hält, die Sache funktioniert. Solange der Darm gesund ist, kann er diese Aufgabe tatsächlich erfüllen und viele der schädlichen Substanzen am Durchtritt durch die Darmwand hindern. Wenn er allerdings krank wird und es zu Entzündungen kommt, dann bricht dieser Schutzmechanismus teilweise zusammen. Die Lücken in der Darmwand werden größer und sie wird insgesamt durchlässiger. Im Fachjargon nennt man dieses Phänomen das »Leaky-Gut-Syndrom« – der durchlässige Darm. In dieser Situation gelangen schädliche Substanzen in die Blutbahn, die im ganzen Körper Unheil anrichten können. Die meisten Nahrungsmittelunverträglichkeiten und -allergien haben hier ihre Ursache.

Im Anfangsstadium einer solchen Entwicklung kann der Körper den Schaden meistens noch kompensieren, sodass keine Symptome auftreten. Erst mit der Zeit entwickelt sich eine

Krankheitsgeschichte. Wenn der Körper versucht, diese schäd-
lichen Substanzen über die Haut auszuscheiden, kann es zu
Hautausschlägen und Hautentzündungen kommen. Versucht
er dagegen, sie über die Lunge loszuwerden, gehören Bronchi-
tis und andere Lungenprobleme zu den möglichen Folgen.
Und wenn er versucht, die Gifte über die Leber und den Darm
zu entsorgen, verschlimmert sich der Zustand im Darm.
Auch hier muss betont werden, dass die Entzündung in der
Haut und in der Lunge gesunde Abwehrreaktionen sind. Die
Ursache findet sich im Darm. Hier muss die Therapie ansetzen.

Die Schwächung des Immunsystems
Wie man heute weiß, ist der Darm weit mehr als nur ein Ver-
dauungs- und Ausscheidungsorgan. 80% des gesamten
Immunsystems befinden sich im Darm. In keinem anderen
Körperteil ist die Präsenz von Abwehrzellen so hoch wie hier.
Das ist auch kein Wunder, denn wie wir in diesem Kapitel
schon gehört haben, gelangen mit der Nahrung zahlreiche
Bakterien, Pilze, Viren und andere Krankheitserreger in den
Darm, die es abzuwehren gilt.
Das darmassoziierte Immunsystem erfüllt verschiedene Aufgaben. Die erste ist die normale Abwehrreaktion, die wir auch
in anderen Bereichen des Körpers finden. Sobald ein Krankheitserreger den kühnen Versuch unternimmt, die Schleimhaut oder gar die Darmwand zu durchdringen, um ins Blut zu
gelangen, stürzen sich sofort Antikörper, Fresszellen und
andere Immunzellen auf ihn und vernichten ihn.
Dieser Mechanismus reicht aus, um die meisten Eindringlinge zu vernichten, nicht jedoch alle. Das Problem, dem sich
unser Körper gegenübersieht, ist die Tatsache, das die Evolution ständig voranschreitet und die Bakterien und Viren
immer neue Strategien entwickeln, um seine altbekannten
Abwehrmaßnahmen zu unterlaufen. Um sein Überleben in

dieser Welt der ständigen Veränderungen zu sichern, muss sich auch unser Körper ständig verändern und neue Mechanismen entwickeln. Und genau an diesem Punkt setzt der Darm an. Er arbeitet wie ein riesiges Labor. Er nimmt die neuen Krankheitserreger auf, zerlegt sie in ihre Bestandteile, analysiert sie, lernt ihre todbringende Wirkungsweise kennen und produziert anschließend einen perfekten Gegenmechanismus. Das Wissen um diese neue Abwehrstrategie speichert er in sogenannten Gedächtniszellen. Sobald der Eindringling erneut in den Körper gelangt, sind diese Zellen in der Lage, in kürzester Zeit spezielle Antikörper zu entwickeln, die exakt auf diese Bedrohung abgestimmt sind. Der Feind wird dann in der Regel vernichtet, noch bevor es zu irgendwelchen Krankheitssymptomen kommt.

Die dritte Aufgabe des Darmes ist es, alle anderen Organe, vor allem die Schleimhäute, die in engem Kontakt mit der Umwelt stehen, über diese neue Entwicklung zu informieren. Hierfür bildet er spezielle Botenzellen, die im Blut durch den Körper zirkulieren und das Wissen an die entsprechenden Stellen weitergeben. Auf diese Weise werden die Lunge, die Haut, die Harnorgane und die Vaginalschleimhaut in die Lage versetzt, sich gegen die neue Bedrohung zur Wehr zu setzen.

Vor diesem Hintergrund ist es einleuchtend, dass die Ursache für eine chronische Bronchitis nicht unbedingt in den Bronchien selbst zu suchen ist. In den meisten Fällen arbeitet der Darm nicht richtig und versorgt die Lunge nicht mit den nötigen Informationen. Dasselbe Phänomen finden wir auch bei allen anderen allergischen Reaktionen wie zum Beispiel chronischer Bindehautentzündung, Heuschnupfen und Neurodermitis. Darüber hinaus ist die Fehlfunktion im Darm häufig auch für die Entstehung einer chronischen Blasenentzündung oder einer chronischen Entzündung der Vaginalschleimhaut verantwortlich.

Der Darm kann also gleich in zweifacher Hinsicht die Entstehung einer Allergie begünstigen: Zum einen dadurch, dass er einen Teil seiner Barrierefunktion einbüßt und für schädliche Substanzen durchlässiger wird. Und zum anderen dadurch, dass er die Immunabwehr in den entsprechenden Grenzgebieten zur Umwelt nicht mehr genügend mit Informationen versorgt und sie deshalb der neuen Bedrohung nicht mehr gewachsen sind.

Was tun bei Allergie?

Wir haben gesehen, dass es theoretisch zwei Möglichkeiten gibt, wie eine Allergie ausgelöst werden kann. Eine ganzheitliche Therapie berücksichtigt beide Faktoren. Ihr Ziel ist es, den Körper zu entgiften und das Immunsystem zu stärken bzw. zu modulieren. Einseitige Ansätze sind in den meisten Fällen zum Scheitern verurteilt.

Die allergische Reaktion nicht unterdrücken
Der erste Punkt, den es zu beherzigen gilt, auch wenn es noch so schwerfällt, ist der Verzicht auf Antihistaminika. Die allergische Reaktion ist eine gesunde Reaktion, die den Körper entgiftet und schädliche Substanzen nach außen befördert. Sie sollte auf keinen Fall unterdrückt werden. Ausgenommen sind natürlich Menschen, die zu einem anaphylaktischen Schock oder anderen lebensbedrohlichen Reaktionen neigen. Für sie kann das Antihistaminikum lebensrettend sein.

Allergene meiden
Auch wenn die allergieauslösende Substanz scheinbar harmlos ist, stellt sie dennoch für den Betroffenen eine massive Belastung dar. Für ihn ist sie giftig. Es versteht sich daher von

selbst, diese Bedrohung so weit wie möglich zu meiden, zumindest solange sie eine allergische Reaktion auslöst.

Den Körper entgiften

Der berühmte Tropfen, der das Fass zum Überlaufen bringt, ist eine schöne Metapher für die physiologischen Verhältnisse, die der Allergie zugrunde liegen. Wir werden Tag für Tag mit schädlichen Substanzen konfrontiert. Teilweise gelingt es dem Körper, sie abzuwehren, teilweise gelangen sie aber trotz aller Bemühungen in unser Inneres und erhalten hier die Möglichkeit sich anzulagern. Pessimistische Zeitgenossen sprechen sogar von der »Mülldeponie Mensch«. Lange Zeit kann der Körper diese negativen Einflüsse in seinem Inneren kompensieren. Irgendwann kommt aber der bereits zitierte Tropfen, der das Fass zum Überlaufen bringt. An diesem Punkt setzt die Entwicklung der Allergie ein und der Körper wehrt sich mit allen erdenklichen Maßnahmen gegen die zusätzliche Belastung.

Im Rahmen einer natürlichen Therapie sollte man den Körper in seinen Bemühungen unterstützen und ihn entlasten. Die Therapie der Wahl sind entgiftende Maßnahmen.

- Entgiftung über die Haut mit schweißtreibenden Sportarten und Sauna,
- Entgiftung über den Darm mit verdauungsanregenden pflanzlichen Produkten, Bitterstoffen, Soleanwendungen und Darmspülungen (Colon-Hydro-Therapie),
- Entgiftung über das Blut mit Aderlass, Blutegeltherapie und Blutwäsche,
- Entgiftung über die Lunge mit Ausdauersport und Sauerstofftherapie,
- Entgiftung über die Harnorgane mit harntreibenden pflanzlichen Präparaten,
- gesunde Vollwertkost mit frischen Bioprodukten,
- Trinkkur mit stillem Quellwasser.

Das Immunsystem stärken

Bakterien, Viren und Pilze sind überaus ambivalent. Bisher haben wir sie immer als potenzielle Krankheitserreger dargestellt. Daran soll sich auch nichts ändern, allerdings ist dies nur die eine Seite der Medaille. So sehr sie unsere Gesundheit auch bedrohen, so wichtig sind sie, um die Gesundheit aufrechtzuerhalten. Unser Immunsystem ist nämlich dringend auf sie angewiesen. Sie liefern ihm den Reiz, an dem es sich messen und an dem es wachsen kann. Ein richtig starkes Immunsystem kann sich nur dann entwickeln, wenn es genügend Herausforderungen hat, die es bewältigen kann.

In unserer modernen Umwelt neigen wir dazu, diese Reize so gut es geht zu eliminieren. Hygiene wird bei uns ganz groß geschrieben. Überall kommen Desinfektionsmittel zum Einsatz, die die Bakterien und die anderen Mikroorganismen bekämpfen und eine keimfreie Atmosphäre schaffen. Auf den ersten Blick mag dies ein Vorteil sein. Bei genauerem Hinsehen zeigt sich allerdings, dass das Immunsystem in einer solch sterilen Umwelt erlahmt und einen Teil seiner Leistungsfähigkeit einbüßt. Vielen Krankheiten wird dadurch Tür und Tor geöffnet. Die Allergie ist nur eine davon.

Im Rahmen der natürlichen Therapie geht der Trend deshalb in die entgegengesetzte Richtung. Kinder werden ganz bewusst auf den Bauernhof gebracht, um ihr Immunsystem mit zahlreichen Krankheitserregern zu konfrontieren. Den Eltern schadet das natürlich auch nicht. Abhärtung heißt das neue Motto, das vor Allergien und anderen Krankheiten schützt.

Es muss nicht immer der Bauernhof sein. Es kann auch der Garten vor der Haustür sein oder der Wald. Kinder finden zum Glück immer einen Weg, in der Erde zu wühlen und sich dabei wohlzufühlen. Das macht nicht nur Spaß, sondern ist auch gesund.

Eine weitere Form der Abhärtung ist die kalte Dusche oder das erfrischende Eintauchen in den Badeweiher im Herbst und im Winter. Wissenschaftliche Studien bestätigen, dass Asthmatiker von einer solchen Rosskur enorm profitieren. Ihre Beschwerden gehen zurück und ihr allgemeines Wohlbefinden steigt. Das gilt auch für Kinder.

Die gesunde Ernährung spielt auch eine ganz wichtige Rolle. Um das Immunsystem zu stärken, empfiehlt sich eine gezielte Ergänzung der Nahrung mit den Vitaminen A, B, C und E und den Spurenelementen Selen und Zink. Um die Reizschwelle der Histaminausschüttung zu erhöhen, sollte eine ausreichende Versorgung mit Kalzium und Magnesium sichergestellt werden.

Während diese Maßnahmen zur Vorbeugung immunbedingter Krankheiten ausreichen, sind für den Allergiker in der Regel zusätzliche immunstimulierende Therapien erforderlich. Je nach Zustand und Konstitution sind eines oder mehrere der folgenden Verfahren empfehlenswert: Eigenbluttherapie, Sauerstofftherapie, Thymustherapie und die Anwendung von Echinacea-Produkten.

Den Darm sanieren

Ein Organ, das auf jeden Fall berücksichtigt werden muss, ist der Darm. Hier liegt die Wurzel der Allergie und nur hier kann sie effektiv und nachhaltig behandelt werden. Mit einer ausführlichen Stuhluntersuchung kann man sich einen genauen Überblick über den Darm verschaffen. Entzündungen, Dysbiosen, Funktionsstörungen der Bauchspeicheldrüse, Verdauungsstörungen, Ernährungsfehler und Störungen des darmassoziierten Immunsystems können mit ihrer Hilfe ermittelt und anschließend gezielt behandelt werden. Die Therapie setzt sich in der Regel aus mehreren Bausteinen zusammen: Nahrungsumstellung, Medikation und Darmspülung (Colon-Hydro-Therapie).

Medizinische Grundlagen der Allergie im Überblick

Definition:	Die Allergie ist eine gesunde Abwehrreaktion des Körpers. Sie leitet die Allergene aus und schützt den Körper vor Belastungen.
Die allergischen Reaktionen:	• Tränenfluss – reinigt die Augen • Schnupfen– reinigt die oberen Atemwege • Niesen – reinigt die oberen Atemwege • Husten – reinigt die Lunge und die oberen Atemwege • Erbrechen – reinigt den Magen • Durchfall – reinigt den Darm • Hautausschläge – reinigen die Haut
Komplikationen:	Anaphylaktischer Schock

Allergene:	Allergene sind Substanzen, die den Körper belasten und eine allergische Reaktion auslösen können. Die Hauptallergene sind:
	• Inhalationsallergene
	  Blütenpollen; Hausstaubmilben;
	  Tierhaare; Schimmelpilze;
	• Nahrungsmittelallergene
	  Kuhmilch, Zitrusfrüchte,
	  Eiweiß, Tomaten,
	  Getreide, Erdbeeren
	  Farbstoffe; Konservierungsmittel
	• Insektengifte
	• Kosmetika
	• Medikamente

Mögliche Ursachen der Allergie:	• übermäßige Belastung mit Toxinen • Schwächung des Immunsystems • Darmstörungen • Genetische Veranlagung – Atopie

Praktische Hinweise zur Allergie im Überblick

Die schul-medizinische Therapie:	● Meiden der Allergene ● Hyposensibilisierung ● Antihistaminika
Die natürliche Therapie:	● Meiden der Allergene ● Antihistaminika nur im Notfall einnehmen, bei drohendem anaphylaktischem Schock ● Den Körper entgiften ● Das Immunsystem stärken ● Den Darm sanieren

Erhöhter Cholesterinspiegel

Notfallprogramm bei Dauerstress

Es gibt kaum einen Bereich in der Medizin, in dem Fehleinschätzungen und Irrtümer so hartnäckig weiterverbreitet werden wie beim Cholesterin. Obwohl die wissenschaftlichen Grundlagen seit Jahren bekannt sind und zahlreiche führende Forscher ein Umdenken anmahnen, werden Ärzte und Patienten weiterhin mit Fehlinformationen versorgt. Eine wahre Flut von Fehldiagnosen und Fehlbehandlungen sind die Folge. Tausende von Patienten müssen diese unverantwortbare Fehlentwicklung mit ihrer Gesundheit bezahlen, manche von ihnen gar mit dem Leben.

Was ist Cholesterin?

Der Name »Cholesterin« ist eine Ableitung von »Chole-stearin«, das wörtlich übersetzt »Galle-Fett« bedeutet. Diesen Namen hat es deshalb bekommen, weil es im 18. Jahrhundert erstmals in der Galle und in Gallensteinen nachgewiesen wurde.

Cholesterin gehört in die große Gruppe der Steroide. Zu dieser Gruppe werden auch viele andere lebenswichtige Substanzen gerechnet, wie zum Beispiel die Gallensäuren, verschiedene Hormone, Vitamin D, Digitalisglykoside und die Pheromone (Sexuallockstoffe). Cholesterin ist ein einwertiger, ungesättigter Alkohol. Streng genommen dürfte es gar nicht Cholesterin heißen, denn in der chemischen Nomenklatur haben alle Alkohole die Endung -ol, wie zum Beispiel Äthanol und Methanol. Sein chemisch korrekter Name ist Cholesterol. Aus Gründen der Einfachheit werden wir dennoch den Begriff Cholesterin beibehalten.

Der Cholesterinstoffwechsel

Cholesterin ist eine wichtige Substanz, die in allen Regionen des Körpers benötigt wird. Damit es zu keiner Unterversorgung kommt, hat der Körper verschiedene Depots angelegt, in welchen er das Cholesterin speichert. In der Haut und im Fettgewebe, in der Leber und im Darm, in der Skelettmuskulatur, in den Wänden der Blutgefäße und im Gehirn sind etwa 150 g Cholesterin gespeichert. Täglich werden je nach Belastung und Gesundheitszustand zwischen 0,5 und 1,5 g Cholesterin in Form von Gallensäuren über den Darm ausgeschieden. Diese Menge muss kontinuierlich ersetzt werden, um die Gesundheit aufrechtzuerhalten.
Ein Teil des lebenswichtigen Cholesterins wird mit der Nahrung zugeführt. Der andere Teil wird vom Körper selbst produziert, überwiegend in der Leber. Der Cholesterinhaushalt steht auf sicheren Füßen und ist von Natur aus sehr stabil. Wenn die Aufnahme mit der Nahrung steigt, passt sich die Leber an und fährt ihre Produktion zurück. Umgekehrt produziert sie mehr Cholesterin, wenn das zugeführte Nahrungscholesterin weniger wird. Mit diesem Regelmechanismus wird die Cholesterinversorgung gewährleistet. Es wird dem Körper exakt so viel Cholesterin zur Verfügung gestellt, wie er benötigt – nicht zu viel und auch nicht zu wenig. Die notwendige Anpassung erfolgt innerhalb von etwa 24 Stunden.

Cholesterin und Ernährung (I)

Es ist schon eigenartig, wie schnell die Schulmedizin ihre Meinung ändern kann und von heute auf morgen genau das Gegenteil behauptet. Verwunderlich ist dies deshalb, weil sie vorgibt, alles wissenschaftlich zu untersuchen und mit ausgefeilten, groß angelegten Studien zu beweisen. Bis vor wenigen Jahren wurde noch behauptet, dass die Ernährung einen großen Einfluss auf den Cholesterinspiegel habe. Es wurde genau berechnet, bei welcher Cholesterinaufnahme der Cholesterinspiegel um wie viel Prozent steigt und bei welcher Zufuhr er wieder rückläufig wird. So respekteinflößend diese Zahlen auch waren und so souverän und siegessicher sie auch vorgetragen wurden, so sind sie heute doch in die Annalen der Geschichte eingegangen. Dieselben Mediziner predigen heute genau das Gegenteil. Der Darm, so heißt es, habe eine maximale Resorptionsrate. Er könne nicht mehr als 0,3–0,5 g Cholesterin aufnehmen. Und selbst wenn man an einem Eierwettessen teilnimmt oder drei Schweinshaxen verdrückt – der Cholesterinspiegel bleibe davon nahezu unbeeinflusst. Und wieder werden große Berechnungen angestellt und Studien vorgelegt, die beweisen, dass die Ernährung nur einen marginalen Einfluss auf die Cholesterinwerte habe. Man geht heute davon aus, dass der Cholesterinwert durch eine Ernährungsumstellung lediglich um 15% gesenkt werden könne. Teilweise werden auch Werte genannt, die noch weit darunter liegen, nämlich zwischen 3 und 5%. Im Klartext bedeutet dies, dass ein Patient, der einen Cholesterinspiegel von 300 mg/dl hat, diesen mit einer konsequenten Nahrungsumstellung bestenfalls auf 255 mg/dl senken könnte, vielleicht sogar auch nur auf 285 mg/dl.

Wie wir später noch sehen werden, liegt die Wahrheit, wie meistens, in der Mitte zwischen diesen beiden Extremen. Im

Bereich von Tagen und Wochen kann die gesunde Ernährung den Cholesterinspiegel tatsächlich nicht senken. Langfristig ist sie dazu aber sehr wohl in der Lage. Wenn wir die nötigen Fakten zusammengetragen haben, kommen wir erneut auf dieses Thema zu sprechen.

LDL und HDL – es gibt nur ein Cholesterin

Heute wird immer wieder von verschiedenen Cholesterinformen gesprochen. Bei der Blutuntersuchung werden stets das Gesamtcholesterin, das LDL-Cholesterin und das HDL-Cholesterin bestimmt. Das LDL-Cholesterin, so sagt man, sei das schlechte Cholesterin, das gesenkt werden müsse, weil es für die Entstehung von Arteriosklerose verantwortlich sei. Das HDL-Cholesterin dagegen sei das gute Cholesterin, das der Entstehung der Arteriosklerose entgegenwirke.

In Wirklichkeit gibt es aber nur ein einziges Cholesterin. Das, was mit LDL und HDL bezeichnet wird, sind lediglich Eiweiße, die das Cholesterin transportieren, man nennt sie auch Transportproteine. Weil sich der gesamte Komplex aus Fetten (Lipiden) und Eiweißen (Proteinen) zusammensetzt, nennt man ihn auch Lipoprotein.

Das HDL-Protein bindet das Cholesterin, das mit der Nahrung in den Darm gelangt, und transportiert es zur Leber. Darüber hinaus nimmt es auch das Cholesterin auf, das von den Körperzellen ausgestoßen wird, und transportiert es ebenfalls zur Leber. Etwa 80% dieses Cholesterins wird für die Produktion von Gallensäuren verwendet. Ein Teil von ihnen wird über den Darm ausgeschieden.

Das LDL-Protein nimmt das Cholesterin, das in der Leber gebildet wird, auf und transportiert es zu den Körperzellen. Wie wir gleich noch sehen werden, sind alle Körperzellen auf

Cholesterin dringend angewiesen. Es ist deshalb nicht korrekt, von einem guten und einem schlechten Cholesterin zu sprechen – beide sind für unser Überleben und für unsere Gesundheit unentbehrlich. Der Unterschied, der zwischen HDL und LDL besteht, ist der, dass das LDL-Vehikel mehr Cholesterin transportiert als das HDL-Vehikel. Das Cholesterin selbst ist in beiden Fällen gleich.

Die Aufgaben des Cholesterins

In einem Punkt sind sich alle Wissenschaftler einig: Cholesterin ist eine wertvolle Substanz, ohne die wir nicht leben könnten. Es ist die Grundsubstanz für viele andere wichtige Substanzen. Es erfüllt zahlreiche Aufgaben und wird von jeder der 100 000 Körperzellen dringend benötigt.

Für folgende Funktionen ist Cholesterin besonders wichtig:

● Sexualhormone
   Cholesterin ist die Ausgangssubstanz für die Bildung der männlichen und weiblichen Sexualhormone. Damit hat es einen Einfluss auf das Wachstum und die Entwicklung der Sexualorgane, die Potenz des Mannes und die Fruchtbarkeit der Frau. Sexualhormone haben eine anabole Wirkung: Sie regen den Stoffwechsel an, helfen beim Muskelaufbau und fördern die allgemeine Leistungsfähigkeit. Darüber hinaus sind sie – vor allem die Östrogene – am Knochenstoffwechsel maßgeblich beteiligt. Sie bewirken, dass im Darm mehr Kalzium resorbiert und anschließend vermehrt in die Knochen eingelagert wird. Auf diesem Wege sind sie – und mit ihnen das Cholesterin – ein wesentlicher Bestandteil der Osteoroseprophylaxe.

- Vitamin D
  Cholesterin ist ein wichtiger Grundstoff für die Herstellung
  von Vitamin D, das auch antirachitisches Vitamin genannt
  wird. Die Hauptaufgabe dieses Vitamins besteht darin,
  die Kalziumresorption im Darm zu erhöhen und die
  Kalziumausscheidung über die Nieren zu reduzieren. Dies
  ist der zweite Weg, auf dem das Cholesterin den Knochenstoffwechsel anregt und der Entstehung der Osteoporose
  vorbeugt.

- Mineralhaushalt
  Eine weitere wichtige Substanz, die aus Cholesterin aufgebaut wird und die ebenfalls zu den Steroiden gehört, ist
  das Aldosteron. Dieses Hormon hat eine große Bedeutung
  für den Mineralhaushalt. Es reguliert die Natriumrückre-
  sorption und die Kaliumausscheidung in der Niere und
  damit auch die Wasserausscheidung. Über das Aldosteron
  gewinnt das Cholesterin einen Einfluss auf den Blutdruck.
  Je mehr Wasser nämlich zurückbehalten wird, desto mehr
  befindet sich in den Blutgefäßen und umso höher steigt
  der Blutdruck.

- Gallensäuren
  Das Cholesterin, das die Leber produziert, wird größtenteils für den Aufbau von Gallensäuren verwendet. Diese
  Gallensäuren sind ein wesentlicher Bestandteil der Fettverdauung. Sie emulgieren das Fett, vergrößern dessen Oberfläche und leiten damit die Fettverdauung ein. Etwa 90%
  der Gallensäuren werden im Dünndarm wieder ins Blut
  aufgenommen und erneut der Leber zugeführt. Die restlichen 10% werden zu Koprosterin abgebaut und über den
  Dickdarm ausgeschieden. Hier entfalten sie – und mit
  ihnen das Cholesterin – noch eine verdauungsfördernde,
  die Peristaltik anregende Wirkung.

- Zellschutz
  Cholesterin ist ein Lebenselixier für sämtliche Körperzellen.
  Es wird in den Mitochondrien zur Energiegewinnung

genutzt. Darüber hinaus stabilisiert es die Zellmembranen und stärkt die Widerstandskraft der Zelle gegen negative Einflüsse von außen.

- Cortisol
  Cortisol ist ein weiteres Steroidhormon, das aus Cholesterin gebildet wird. Es zählt zu den Glucocorticoiden und ist sehr eng verwandt mit dem Cortison, das ebenfalls zu dieser Gruppe gerechnet wird. Das Cortisol wird in der Nebennierenrinde produziert. Seine Aufgabe ist es, den Blutzucker zu regulieren und das Überschießen von immunologischen Reaktionen und Entzündungen zu verhindern.

Die Ursachen für einen erhöhten Cholesterinspiegel

Nachdem die Schulmedizin die Ernährung als Ursache für einen erhöhten Cholesterinspiegel weitgehend ausgeschlossen hat, steht sie vor einem Problem. In ihren Augen ist fast die Hälfte aller Menschen krank, weil sie einen Cholesterinwert hat, der über der magischen Marke von 200 mg/dl liegt. Als mögliche Ursache werden einige Krankheiten angeführt, die mit einem erhöhten Cholesterinspiegel einhergehen. Dazu gehören zum Beispiel Diabetes mellitus, Nierenversagen, Schilddrüsenunterfunktion, Lebererkrankungen und Gallenabflussstörungen. Auch Medikamente werden als mögliche Auslöser angesehen. Was aber ist mit all den anderen Menschen, die ansonsten gesund sind und keines dieser Medikamente einnehmen? Warum haben sie einen erhöhten Cholesterinspiegel? Auf diese wichtige Frage weiß die Schulmedizin leider keine Antwort.

Warum der Körper den
Cholesterinspiegel erhöht (I)

Wir wollen die Frage ein wenig anders stellen. Wie wir gesehen haben, entscheidet der Körper letztendlich selbst darüber, wie hoch sein Cholesterinspiegel ist. Innerhalb von 24 Stunden kann er sich an die Bedingungen anpassen und die entsprechend benötigte Cholesterinmenge in der Leber produzieren und bereitstellen. Die Frage muss also lauten: »Warum erhöht der Körper die Cholesterinproduktion? Welchen Nutzen hat er davon? In welchen Situationen opfert er einen Teil seiner biochemischen Kapazität, um vermehrt Cholesterin zu produzieren und den Cholesterinspiegel im Blut ansteigen zu lassen?«

Die Antwort auf diese Fragen ergibt sich aus den beiden letztgenannten Aufgaben des Cholesterins. Den Schlüssel zum Verständnis des Cholesterinhaushaltes und seiner Bedeutung für unsere Gesundheit liefern das Cortisol und die Tatsache, dass das Cholesterin die vitalen Funktionen der Körperzelle stärkt. Betrachten wir uns diese beiden Punkte etwas genauer:

1. Cholesterin bildet Cortisol. Cortisol ist ein ausgesprochenes Stresshormon. Es aktiviert den Energiehaushalt und setzt gespeicherte Kräfte frei, wenn der Körper diese benötigt. In der Muskulatur, im Fettgewebe, in den lymphatischen Organen und in der Haut werden durch die Wirkung des Cortisols Eiweiße abgebaut (Proteolyse). Die hierdurch freigesetzten Aminosäuren wandern in die Leber und werden hier in Glucose umgewandelt (Gluconeogenese). Diese Glucose wandert teilweise direkt ins Blut und stellt in kürzester Zeit große Mengen an Energie bereit. Wir alle kennen den Traubenzuckereffekt. Innerhalb von wenigen Sekunden fühlt man sich wacher und leis-

tungsfähiger, sowohl körperlich als auch geistig. Der andere Teil der Glucose bleibt in der Leber und wird hier zu Glykogen aufgebaut. Dies ist die Speicherform der Glucose, die bei Bedarf sehr schnell in freie Energie umgewandelt werden kann.

Der zweite Weg, den das Cortisol nutzt, um zusätzliche Energie freizusetzen, ist die sogenannte Lipolyse. Cortisol regt den Abbau von Fett an. Die freien Fettsäuren, die dabei aus dem Fettgewebe herausgelöst werden, gelangen ins Blut und werden mit diesem im ganzen Körper verteilt. Sie sind ebenfalls eine wichtige Energiequelle.

Cortisol erfüllt noch eine andere wichtige Funktion. Es hemmt Entzündungen und trägt wesentlich dazu bei, dass die immunologischen Abwehrreaktionen nicht über das Ziel hinausschießen und körpereigenes Gewebe verletzen. Auf diese Weise beugt es Allergien, chronischen Entzündungen und Autoimmunerkrankungen wie Rheuma, Colitis ulcerosa und chronischer Gastritis vom Typ A vor.

2. Cholesterin stärkt die Zellen. Cholesterin ist ein wesentlicher Bestandteil der Zellmembran. Es ist in der Lage, die Zellwand zu verstärken und abzudichten. Dadurch wird die Zelle widerstandsfähiger gegen äußere Einflüsse.

Ein Faktor, der die Zelle heute in zunehmendem Maße bedroht, sind die freien Radikale. Dies sind überaus aggressive Substanzen, die sich in einem chemischen Ungleichgewicht befinden. Auf ihrer äußeren Hülle haben sie ein Elektron zu wenig. Um diesen unbefriedigenden Zustand zu beenden, reagieren sie mit anderen Molekülen und nehmen diesen ein Elektron ab. Das angegriffene Molekül wird dadurch selbst zum freien Radikal, das seinerseits wieder einen anderen Reaktionspartner sucht. Es beginnt eine Kaskade, die großen Schaden anrichtet. Häufig sind es die Zellmembranen, die besonders in Mitleidenschaft gezogen werden. Der ganze

Spuk hört erst dann wieder auf, wenn genügend Radikalenfänger (auch Antioxidanzien genannt) vorhanden sind. Sie geben den freien Radikalen ihr fehlendes Elektron und stellen den alten Zustand wieder her. Zu den Antioxidanzien gehören unter anderem Betacarotin und die Vitamine C und E.

Viele Faktoren des modernen Lebens erhöhen die Anzahl der freien Radikale: Alkohol, Nikotin, Umweltgifte, Nahrungszusatzstoffe, hohe UV-Belastung, psychischer Stress und vieles andere mehr tragen in erheblichem Maße dazu bei. Auf diese Weise wird der Körper – vor allem die Zellmembranen – stärker belastet, als dies bei einer natürlichen Lebensweise der Fall wäre. Das einzig Richtige, was der Körper in dieser Situation machen kann, ist, seine Cholesterinproduktion anzuregen, um den Zellen mehr Cholesterin zur Verfügung zu stellen. Die Zellmembranen werden verdickt und ihre Fähigkeit, sich gegen die freien Radikale zur Wehr zu setzen, steigt.

Warum der Körper den Cholesterinspiegel erhöht (II)

Fassen wir noch einmal zusammen. Es gibt verschiedene Gründe, die den Körper veranlassen können, seinen Cholesterinspiegel zu erhöhen:

● Stress
  Es gibt viele Arten von Stress. Körperliche Belastung, Verletzungen, offene Wunden, Verbrennungen, chronische Erkrankungen, Leistungsdruck, Beziehungskrisen, Verlustängste und Mobbing am Arbeitsplatz sind nur einige davon. Streng genommen müssten auch die beiden nächsten Punkte hier aufgelistet werden, denn auch sie stellen einen erheblichen Stress dar.

● Chronische Entzündungen
Chronische Entzündungen können sich im ganzen Körper
entwickeln. Das Problem ist, dass sie häufig symptomlos verlaufen. Ein dickes Knie bei einer aktivierten Arthrose erkennt
man auf den ersten Blick. Entzündungen im Darm dagegen
verursachen häufig keine Schmerzen. Wie zahlreiche Stuhl-
befunde zeigen, sind viele Menschen davon betroffen, ohne
es zu wissen. Hin und wieder klagen sie über leichte Verdauungsbeschwerden wie Blähungen. Ansonsten fühlen sie sich
wohl. Im ganzen Körper können Entzündungen auftreten,
ohne dass sie Schmerzen hervorrufen.

● Belastung durch äußere Einflüsse
Viele negative Einflüsse bedrohen die Funktionsfähigkeit der
Körperzellen. Um ihnen entgegenzuwirken, ist der Körper
bemüht, die Zellwand zu verstärken und die Widerstandskraft der Zellen zu verbessern.

Die Schulmedizin und der erhöhte Cholesterinspiegel

Im Rahmen der Schulmedizin ist eine regelrechte Choleste-
rinhysterie ausgebrochen. Cholesterin wird gleichgesetzt mit
Arteriosklerose, Schlaganfall und Herzinfarkt. Es gilt als Syn-
onym für Krankheit und Leid, Tod und Verderben. Kein anderer Blutwert wird so vehement und rücksichtslos bekämpft
wie das Cholesterin.
Obwohl der durchschnittliche Cholesterinwert in Deutschland etwa 220 mg/dl beträgt, wurde der Grenzwert auf
200 mg/dl festgelegt. Damit wird ein Großteil der Bevölkerung für krank erklärt. Millionen von Menschen wird einge-
redet, dass sie ein erhöhtes Herzinfarktrisiko hätten und dass
es im Sinne ihrer Gesundheit wäre, wenn sie sich medikamentös behandeln lassen würden.

Entsprechend häufig kommen die cholesterinsenkenden Medikamente zum Einsatz. Das erfolgreichste, zumindest aus ökonomischer Sicht, ist das Medikament Lipitor, das in Deutschland unter dem Namen Sortis® im Handel ist. Im Jahr 2007 brachte es der Firma Pfizer, dem größten Pharmahersteller der Welt, einen Umsatz von 12,3 Milliarden Euro ein. Damit ist es das am häufigsten verordnete Präparat weltweit. Der jährliche Gesamtumsatz aller Lipidsenker beträgt ein Mehrfaches davon.

Die Nachteile der schulmedizinischen Therapie

Die medikamentöse Senkung des Cholesterinspiegels wirkt sich in zweifacher Hinsicht negativ auf die Gesundheit der Patienten aus. Zum einen haben die Lipidsenker Nebenwirkungen. Es wird zwar immer wieder die gute Verträglichkeit der Medikamente betont, dennoch kommt es relativ häufig zu Muskelschmerzen, Hautausschlägen, Verdauungsbeschwerden, Leberstörungen, Kopfschmerzen, Müdigkeit und Impotenz. Diese Nebenwirkungen sind vor allem auch deshalb problematisch, weil die Einnahme der Medikamente ein Leben lang erfolgen soll.

Der zweite Aspekt der negativen Auswirkungen lässt sich ermessen, wenn man sich die Funktionen des Cholesterins anschaut: Cholesterin ist ein wichtiges Heilmittel, das der Körper selbst herstellt, um damit den Belastungen durch Stress und chronische Entzündungen sowie äußeren, vor allem chemischen Belastungen entgegenzuwirken. Wenn die Produktion des Cholesterins durch die Medikamente gesenkt wird, kann der Körper sich nicht mehr in ausreichendem Maße selbst helfen und erleidet dadurch erheblichen Schaden. Das ganze System der Selbstheilungskräfte wird durch den unüberlegten Einsatz der Lipidsenker durcheinandergebracht und mehr oder weniger außer Kraft gesetzt. Dem Körper steht infolgedessen weniger Cortisol zur Verfügung, er hat weniger Energie, um sich der Krankheiten zu erwehren, und er neigt eher zu immunologischen Überreaktionen bis hin zu Auto-immunprozessen. Chronischen Krankheiten wird dadurch Tür und Tor geöffnet. Und das Schlimmste daran ist, dass man die dadurch hervorgerufenen Erkrankungen, die sich in der Regel erst nach Jahren einstellen, nicht mit der Senkung des Cholesterinspiegels in Verbindung bringt.

Wenn es in der Folge zu einem Rheumaleiden kommt, stellt der Patient fest, dass sein Rheumatologe die Ursache für die-ses Leiden nicht kennt. Es wird lediglich die Vermutung geäu-ßert, wie so oft, wenn die Schulmedizin nicht mehr weiter-weiß, dass es sich um eine Erbkrankheit handeln könnte. In höchstem Maße aberwitzig wird die Situation, wenn der Rheumatologe Cortison zur Anwendung bringt, um die Ent-zündung zu hemmen. Cortison ist sehr eng mit Cortisol ver-wandt. Der Körper produziert beide Substanzen, um Entzün-dungen in Schach zu halten. Da der Internist die Cortisolpro-duktion mithilfe des Lipidsenkers gedrosselt hat, sieht sich der Rheumatologe vor die Aufgabe gestellt, diesen Mangel mit künstlichem Cortison wieder auszugleichen. Zusätzlich zu den Nebenwirkungen, die durch den Lipidsenker verursacht wurden, hat der Patient nun auch noch mit Nebenwirkungen durch das Cortison zu rechnen. Das nennt man fortschrittli-che, intelligente Medizin.

Cholesterin und Arteriosklerose

Lange Zeit war es eine allgemein anerkannte Tatsache, dass ein erhöhter Cholesterinspiegel die Entstehung der Arteriosklerose fördere und schwere Krankheiten wie Herzinfarkt und Schlaganfall begünstige. Man glaubte, dass sich das überschüssige Fett in den Wänden der Blutgefäße ablagere und den Durchmesser derselben vermindere. Im fortgeschrittenen Stadium, so die einhellige Meinung, würde die Durchblutung gänzlich unterbunden und Herzinfarkt und Schlaganfall seien die logische Konsequenz.

Mittlerweile hat man jedoch herausgefunden, dass die Ablagerungen in den Blutgefäßen nur zu 2% aus Cholesterin bestehen und der Anteil der gesamten Fette nur etwa 5% beträgt. Weltweit gibt es mittlerweile zahlreiche führende Wissenschaftler, die unumwunden sagen, dass es ein Irrtum gewesen sei, den erhöhten Cholesterinspiegel für die Entstehung der Arteriosklerose verantwortlich zu machen. Die Fakten seien heute klar und kein ernst zu nehmender Wissenschaftler dürfte nach heutigem Wissensstand die althergebrachte Meinung vertreten. Denjenigen, die dies dennoch tun, werfen sie vor, mit der Pharmaindustrie zu kooperieren und diese längst veralteten Ansichten nur deshalb zu vertreten, weil sich mit ihnen sehr viel Geld verdienen ließe. Es ist sogar die Rede von Anti-Cholesterin-Mafia.

Wie hoch darf der Cholesterinwert sein?

Während die herkömmliche Medizin den Höchstwert auf 200 mg/dl festgelegt hat, sagen viele führende Wissenschaftler, dass der Cholesterinwert für die Therapie vollkommen irrelevant sei. Sie geben die Empfehlung, dass man diesen Parameter aus der üblichen Blutuntersuchung streichen solle. Es sei nämlich vollkommen egal, ob dieser Wert 200 mg/dl betrage oder 350 mg/dl. Cholesterin stelle keine Gefahr dar und dürfe keinesfalls gesenkt werden. Manche von ihnen gehen sogar so weit, im Cholesterin einen Indikator für die Lebenskraft zu sehen. Ihrer Meinung nach ist ein Mensch umso gesünder, je höher sein Cholesterinspiegel ist. Der Patient sollte sich also freuen, wenn er einen Cholesterinwert von 300 oder gar 350 mg/dl hat. Erst Werte über 400 mg/dl seien bedenklich.

Was sagt die Natur?

Überall in der Natur gibt es einen gesunden Mittelwert. Jeder Wert kann zu niedrig ausfallen und auch zu hoch. Die Gleichsetzung von Cholesterin und Lebenskraft ist sehr extrem. Der erhöhte Cholesterinwert deutet zwar wirklich darauf hin, dass der Körper noch Lebenskraft besitzt, um sich gegen einen Stressfaktor zur Wehr zu setzen. Aber diese Reaktion ist ein Stressprogramm, das für den Notfall konzipiert wurde und nicht für den Dauergebrauch. Die Mechanismen, die es aufrechterhalten, laufen Gefahr, sich abzunutzen und vorzeitig auszufallen. Dem sollte man frühzeitig therapeutisch entgegenwirken – jedoch nicht mit cholesterinsenkenden Medikamenten.

Ein anderer Punkt, der diese Ansichten – je höher der Cholesterinwert, desto besser – sehr fraglich erscheinen lässt, ist die Tatsache, dass der durchschnittliche Cholesterinwert bis zum 65. Lebensjahr ansteigt und erst danach langsam wieder abfällt. Wenn wir den Cholesterinwert tatsächlich mit Lebenskraft gleichsetzten, würde dies bedeuten, dass unsere Lebenskraft bis zum 65. Lebensjahr kontinuierlich zunimmt – und das entspricht mit Sicherheit nicht der Wahrheit. Wie wir bei Leistungssportlern sehen, wird das körperliche Leistungshoch in einem Alter zwischen 20 und 30 Jahren erreicht. Danach geht es unweigerlich bergab. Die Sache ist also doch nicht ganz so einfach.

Was tun?

Die Erhöhung des Cholesterinspiegels ist, wie bereits mehrfach erwähnt, ein Notfallprogramm. Sie deutet darauf hin, dass sich der Körper in einer bedrohlichen Situation befindet, gegen die er sich, mithilfe des Cholesterins, zur Wehr setzt. Wenn wir den Körper unterstützen wollen, müssen wir zuerst einmal herausfinden, was den Körper zu dieser Stressreaktion veranlasst. Dies ist der erste und gleichzeitig auch der wichtigste Schritt. Warum benötigt der Körper mehr Energie als sonst? Auf diese Frage gibt es unzählige mögliche Antworten. Um sie zu beantworten, bedarf es einer akribischen Untersuchung. Neben chronischen Erkrankungen, immunologischen Prozessen und toxischen Belastungen müssen zahlreiche andere Faktoren berücksichtigt werden. Elektrosmog, Lärm, geopathologische Belastung und Störfelder wie Narben und entzündete Zahnwurzeln sind nur einige davon.

In der Mehrzahl der Fälle sind verschiedene Faktoren an der Entstehung des erhöhten Cholesterinwertes beteiligt. Sie sollten Schritt für Schritt behandelt werden, damit das allgemeine Stressniveau langsam wieder zurückgeht. Stress ist an und für sich nicht negativ zu bewerten. Erst wenn er zum Dauerstress wird, bedroht er unsere Gesundheit. Solange sich der Mensch entspannen und erholen kann, regeneriert er sich immer wieder. In dieser Phase korrigiert sich dann auch sein Cholesterinwert wieder nach unten.

Neben der Ursachenfindung verfolgt die natürliche Therapie noch ein zweites Ziel. Der Körper regt die Cholesterinproduktion an, damit er mehr Energie zur Verfügung hat. Dieses Bemühen des Körpers können wir unterstützen, indem wir Therapien anwenden, die ihm Energie zuführen und ihn kräftigen.

Eine Möglichkeit ist beispielsweise die Sauerstofftherapie. Sauerstoff ist gleichbedeutend mit Lebenskraft. Je mehr Sauerstoff wir im Blut haben, desto leistungsfähiger fühlen wir uns. Interessant ist in diesem Zusammenhang, dass der Sauerstoffpartialdruck im Blut mit den Jahren zurückgeht. Dies ist ein Grund dafür, warum wir im Alter nicht mehr gar so viele Bäume ausreißen können wie in jungen Jahren. Wenn es uns gelingt, diesen Wert wieder anzuheben, stärken wir damit den Körper. Gleichzeitig entlasten wir hierdurch den Cholesterinhaushalt. Der Druck, neues Cholesterin bzw. Cortisol produzieren zu müssen, wird geringer. Dies geschieht natürlich nicht kurzfristig und ist nicht sofort nach der Sauerstofftherapie nachweisbar. Aber mit der Zeit schafft man damit ein Milieu, in dem sich die Gesundheit wieder leichter entfalten kann.

Die Erhöhung des Cholesterinspiegels ist ein Stressprogramm. Es deutet darauf hin, dass der Körper unter Stress steht und sich nicht entspannen kann. Entspannungsübungen sind deshalb in dieser Situation ganz besonders hilfreich, vor allem auch deshalb, weil sie eine Möglichkeit eröffnen, die zugrunde liegenden Zusammenhänge besser zu verstehen und den belastenden Stress besser zu erkennen. Spaziergänge, Atemübungen, Massagen und Meditation sind wohltuende und überaus hilfreiche Methoden.

Cholesterin und Ernährung (II)

Vor dem Hintergrund der bisher geschilderten Zusammenhänge lässt sich leicht erkennen, warum die Ernährung einen großen Einfluss auf den Cholesterinspiegel hat. Kurzfristig betrachtet fällt dieser Einfluss allerdings wirklich bescheiden aus. Es bleibt unbestritten, dass die Nahrungsumstellung den erhöhten Cholesterinwert nur um 5–15% senken kann. Langfristig betrachtet ändert sich dieses Bild aber gravierend, denn das große Thema, um das es beim Cholesterinspiegel geht, ist Stress. Nahrungsmittel können ebenfalls Stress für unseren Körper bedeuten.

- Pestizide, Fungizide und Herbizide
  Denken wir nur einmal an Pestizide, Herbizide, Fungizide und andere Agrochemikalien, mit denen die Nahrungsmittel aus konventioneller Landwirtschaft belastet sind. Obwohl immer wieder beteuert wird, dass diese Substanzen keine Bedrohung für unsere Gesundheit darstellen, weil sie bis zum Verzehr schon längst zerfallen seien, können sie im Bindegewebe eines jeden Menschen nachgewiesen werden, und zwar in relativ großen Mengen.

- Giftstoffe, Farbstoffe, Geschmacksverstärker und Konservierungsstoffe
  Die industrielle Verarbeitung der Nahrungsmittel steigert diesen Stress noch. Giftstoffe, Farbstoffe, Geschmacksverstärker, Konservierungsstoffe und viele andere Substanzen mehr sind heute fast überall enthalten. Unser Körper hatte überhaupt keine Möglichkeit, sich im Lauf der Evolution an sie zu gewöhnen und entsprechende Abwehrstrategien zu entwickeln. Für ihn sind es Fremdstoffe, die er nicht nutzen kann und die er schnellstens wieder loswerden will, weil sie ihn belasten – auch das ist eine Form von Stress.

- Nahrungsmittelunverträglichkeiten und Nahrungsmittelallergien
  Es gibt noch den ganz persönlichen, individuellen Stress, der durch Nahrungsmittelunverträglichkeiten und Nahrungsmittelallergien ausgelöst wird. Dieses Phänomen ist heute weitverbreitet. Fast jeder von uns ist davon betroffen, der eine mehr, der andere weniger. Mit entsprechenden Untersuchungen können die jeweiligen Nahrungsmittel, die Stress verursachen, ermittelt werden. Sie sollten nur in eingeschränktem Maße verzehrt werden. In manchen Fällen ist es angebracht, sie ganz vom Speiseplan zu streichen.

● Allgemeine Verschlackung
Ein wichtiger Punkt, der mit einer falschen Ernährung fast immer einhergeht, ist die Verschlackung. Viele Substanzen, die der Körper nicht verwerten kann – dazu zählen beispielsweise überschüssige Eiweiße, Fette, Säuren und die oben erwähnten Substanzen –, lagern sich zwischen den Körperzellen ab. Dadurch beeinträchtigen sie den Stoffwechsel erheblich. Die Zellen werden nicht mehr ausreichend mit Nährstoffen versorgt und die Stoffwechselendprodukte nicht mehr vollständig entsorgt. Die Verschlackung nimmt ihren Lauf. Sie ist der Anfang vieler chronischer Erkrankungen (vrgl. hierzu auch die Ausführungen über die Übersäuerung und ihre Folgen auf S. 217f.).

Noch einmal zusammengefasst: Die Ernährung ist nach wie vor ein wesentlicher Baustein unserer Gesundheit und kann den Cholesterinspiegel langfristig durchaus verändern. Dazu muss beileibe keine strenge Diät eingehalten werden. Eine vernünftige natürliche Ernährung mit wenig Fleisch und Wurst, wenig weißem Mehl und weißem Zucker und viel Obst und Gemüse reicht in der Regel vollkommen aus. Es muss auch keine strenge fettarme Diät eingehalten werden. Viel wichtiger ist es, darauf zu achten, welche Fette verwendet werden. Ungesättigte Fettsäuren, allen voran die Omega-3-Fettsäuren, tragen sogar dazu bei, dass die Blutfette gesenkt werden. Sie sind wertvolle Energielieferanten, die dem Körper von außen zugeführt werden müssen, weil er sie selbst nicht produzieren kann. Die beste Quelle ist das Leinöl. Es empfiehlt sich, jeden Tag mindestens zwei Esslöffel davon in der kalten Küche zu verwenden. Gemeinsam mit Quark ist es ein fantastischer Energiespender. Achtung: Leinöl muss kühl und dunkel aufbewahrt werden und ist nicht lange haltbar.

Medizinische Grundlagen zum Cholesterin im Überblick

Was ist Cholesterin?	Cholesterin ist ein einwertiger Alkohol, der zu den Fetten gerechnet wird. Es gehört in die Gruppe der Steroide.
Propagierte Höchstwerte:	● Schulmedizin: 200 mg/dl ● Neue Forschung: 400 mg/dl
Einfluss der Ernährung:	● Kurzfristig kann der Cholesterinwert durch Nahrungsumstellung um etwa 5–15% gesenkt werden. ● Langfristig ist die gesunde Ernährung eine wesentliche Grundlage für einen niedrigen Cholesterinspiegel im Blut.
Wo wird Cholesterin gebildet?	● Leber (80%) ● Darmschleimhaut ● Nebenniere ● Eierstöcke ● Hoden
Wie wird Cholesterin ausgeschieden?	● Über den Dickdarm in Form von Gallensäuren
Aufgabe des Cholesterins:	Cholesterin ist die Grundsubstanz zahlreicher wichtiger Substanzen: ● Cortisol ● Gallensäuren ● Sexualhormone ● Vitamin D ● Aldosteron Cholesterin stabilisiert die Zellmembran und schützt die Zelle gegen äußere Einflüsse.

Welche Krankheiten erhöhen den Cholesterinspiegel?	● Lebererkrankungen ● Gallenabflussstörungen ● Diabetes mellitus ● Nierenversagen ● Hypothyreose
Wann erhöht der Körper den Cholesterinspiegel im Blut?	Bei körperlichem, seelischem und geistigem Stress. Zum Beispiel bei ● chronischen Entzündungen ● Belastung durch freie Radikale ● Einwirkung von Giftstoffen ● Störfeldern (Narben, Zähne etc.) ● Elektrosmog ● geopathologischer Belastung ● Angst ● Leistungsdruck ● Beziehungskrise
Welche Gefahr geht von einem erhöhten Cholesterinwert aus?	Schulmedizin: ● Arteriosklerose, Herzinfarkt und Schlaganfall Neue Forschung: ● Keine

Praktische Hinweise zum erhöhten Cholesterinwert im Überblick

So sollten Sie vorgehen:	
1. Schritt Ursache suchen. Warum hat der Körper den Cholesterinwert erhöht?	Erhöhte Cholesterinwerte deuten auf Stress. Was verursacht diesen Stress?

2. Schritt Den Stress beseitigen	Der Cholesterinwert dient der Verlaufskontrolle. Je mehr der Stress reduziert wird, desto weiter sinken die Werte.
3. Schritt Den Körper stärken	Der Körper erhöht die Cholesterinproduktion, weil er dadurch mehr Energie erhält. Unterstützen Sie Ihren Körper bei seinem Bemühen. Es gibt verschiedene Methoden: ● Sauerstofftherapie ● Wärmeanwendungen ● Lichttherapie
4. Schritt Den Körper entspannen	Der erhöhte Cholesterinspiegel deutet darauf hin, dass sich Ihr Organismus in einem Stresszustand befindet und sich nicht mehr entspannen und regenerieren kann. Helfen Sie ihm mit Entspannungsübungen: ● Spaziergänge ● Meditation ● Atemübungen ● Massagen
5. Schritt Den Körper entschlacken	Überschüssiges Fett, überschüssiges Eiweiß, Säuren und Giftstoffe jeglicher Art lagern sich im Bindegewebe ab und verursachen erheblichen Stress. Ausleitende Verfahren entschärfen die Situation. Zum Beispiel: ● Aderlass ● Blutiges Schröpfen ● Baunscheidtverfahren ● Ausleitung mit homöopathischen Mitteln ● Fasten

Zu niedrige Eisenwerte im Blut

Nahrungsentzug für Viren und Bakterien

Die Einnahme von Eisenpräparaten kann sehr gefährlich sein

Es geschah sicherlich mit den besten Absichten. Untersuchungen ergaben, das viele Massai in Kenia einen zu niedrigen Eisenspiegel im Blut hatten. Die Ärzte verordneten daraufhin Eisenpräparate, um den Blutspiegel wieder anzuheben, schließlich ist Eisen ein wertvolles Spurenelement, das im Körper wichtige Aufgaben erfüllt. Doch die Auswirkungen dieser Medikation fielen gänzlich anders aus, als man sich dies erhofft hatte.
Die Massai sind ein recht gesundes Volk. Ihr Immunsystem ist erstaunlich stabil und auch sonst haben sie eine ausgesprochen gute Konstitution. In der untersuchten Region tranken sie aus demselben Wasserloch wie ihre Haustiere und die zahlreichen Wildtiere. Obwohl die Qualität des Wassers sehr zu wünschen übrig ließ und es mit Fäkalien und Bakterien verschmutzt war, tat dies ihrer Gesundheit keinen Abbruch. Dies änderte sich allerdings, nachdem sie die Eisenpräparate eingenommen hatten. Fast 90% von ihnen erkrankten innerhalb kürzester Zeit an Amöbenruhr, einer bakteriellen Infektionskrankheit des Dickdarms, die sehr gefährlich werden und unbehandelt auch zum Tod führen kann. Von den restlichen 10% erkrankten überraschenderweise auch einige an Malaria.

Unterernährten Menschen in Hungergebieten erging es ähnlich. Als Ärzte versuchten, sie mit Vitaminen, Mineralien und Eisenpräparaten aufzupäppeln, verschlechterte sich ihr Gesundheitszustand dramatisch, einige von ihnen starben sogar. Die Todesursache war eine bakterielle Infektion. Dies war nicht nur erschütternd, sondern auch erstaunlich. Schließlich ist Eisen dafür bekannt, dass es das Immunsystem stabilisiert.

Die negativen Auswirkungen der Eisenpräparate treten nicht nur in Afrika auf; auch in Europa und Amerika geht man mittlerweile Hinweisen nach, die darauf hindeuten, dass die künstliche Anhebung des Eisenspiegels im Blut die Säuglingssterblichkeit bei Infektionskrankheiten erhöht – zum Beispiel bei Meningitis (Hirnhautentzündung) und Sepsis (Blutvergiftung).

Die Aufgaben des Eisens

Es soll nicht der Eindruck erweckt werden, dass Eisen schädlich für unseren Organismus ist – ganz im Gegenteil. Nicht die Bedeutung des Eisens soll hier infrage gestellt werden, sondern die künstliche Beeinflussung des Eisenspiegels mit Tabletten und Spritzen. Nach wie vor gilt, dass Eisen für unsere Gesundheit unerlässlich ist und wir ohne Eisen nicht leben könnten. Es erfüllt zahlreiche lebenswichtige Aufgaben. Es ist von Bedeutung für:

- **Hämoglobin**
  Eisen ist ein zentraler Faktor des Energiestoffwechsels. Etwa 70% des gesamten im Körper befindlichen Eisens werden für den Aufbau des Blutfarbstoffs Hämoglobin benötigt. Im Zentrum des Hämoglobinmoleküls sitzt ein Eisenatom, das in der Lage ist, ein Sauerstoffmolekül zu binden und von der

Lunge zu den Körperzellen zu transportieren. Sauerstoff ist unerlässlich für die Energiegewinnung in der Körperzelle.

- Zytochromoxidase
Die Energiegewinnung in der Zelle wird innere Atmung genannt. Bei diesem Vorgang wird Zucker in chemische Energie umgewandelt – in Adenosintriphosphat (ATP). Dabei spielt Eisen eine ganz wichtige Rolle. Es befindet sich nämlich im Zentrum der sogenannten Zytochromoxidase. Dies ist ein Enzym, das in den Mitochondrien, den Kraftwerken der Zelle, sitzt und die Energiegewinnung in Gang setzt. Das ATP, das dabei entsteht, ist der wichtigste Energielieferant in der Zelle. Es ist auf der chemischen Ebene genau das, was wir im alltäglichen Sprachgebrauch mit Lebenskraft bezeichnen. Ohne ATP – ohne Eisen – läuft keine chemische Reaktion in der Zelle ab.

- Myoglobin
Myoglobin ist dem Hämoglobin sehr ähnlich. Seine Aufgabe ist es, den Sauerstoff, der mit dem Blut zur Muskulatur transportiert wird, zu speichern und bei Bedarf an die Muskelzellen weiterzuleiten. Im Zentrum des Myoglobins sitzt ein Eisenatom, das den Sauerstoff bindet. Ohne Eisen wäre keine Muskelarbeit möglich.

- Säure-Basen-Haushalt
Nachdem das Hämoglobin den Sauerstoff an die Körperzelle abgegeben hat, nimmt es im Gegenzug Kohlendioxid auf. Durch die Einwirkung eines Enzyms (Carboanhydrase) geht dieses Kohlendioxid eine Verbindung mit Wasser ein. Dabei entsteht ein saurer (H^+) und ein basischer Anteil (HCO_3-). Der saure Anteil wird an das Hämoglobin gebunden. Der basische wird zum Großteil (75%) an das Plasma abgegeben, wo er dazu beiträgt, dass der pH-Wert des Blutes konstant bleibt. Mit seiner Hilfe erhält der Körper die Möglichkeit, überschüssige Säuren zu transportieren und den Ausscheidungsorganen zuzuführen, ohne selbst sauer zu werden. Auf diese Weise hat Eisen einen enormen Einfluss auf den Säure-

Basen-Haushalt. Es bewahrt uns vor einer übermäßigen Anlagerung schädlicher Säuren im Gewebe und damit vor einer allgemeinen Übersäuerung (vgl. hierzu S. 217f.).

● Immunsystem
Eisen ist auch für das Immunsystem wichtig. Es erhöht die Zahl der weißen Blutkörperchen und die Aktivität der Killerzellen und der Fresszellen.

Der Eisenstoffwechsel

Weil Eisen so eminent wichtig für unseren Körper ist, hat die Natur alles darangesetzt, große Schwankungen in der Eisenversorgung so weit wie möglich zu verhindern. Wie wir heute sehen, ist ihr dies mit großer Bravour gelungen. Der Eisenhaushalt kann mit Fug und Recht als sicher und überaus stabil angesehen werden. Schwankungen des Eisenspiegels im Blut sind in vielen Fällen keine Störung, sondern werden vom Körper ganz gezielt eingesetzt, um sich der jeweiligen Situation anzupassen.

Der tägliche Bedarf an Eisen

Der Körper wacht mit Argusaugen über seine Eisenvorräte. Er hat ein ausgefeiltes Recyclingsystem entwickelt. Das Eisen, das beim Abbau überalterter Erythrozyten (roter Blutkörperchen) anfällt, wird sofort in das Knochenmark transportiert und hier zum Aufbau neuer Erythrozyten verwendet. Von den etwa 3–5 g Eisen, über die der Körper insgesamt verfügt, gehen jeden Tag nur sehr geringe Mengen verloren. Bei den Männern beläuft sich der Verlust auf etwa 1 mg pro Tag. Bei Frauen, die sich in der fruchtbaren Phase befinden und mit der Menstruation Eisen verlieren, beträgt er durchschnittlich etwa 1,5–2 mg pro Tag. Entsprechend diesen Verlusten liegt unser täglicher Bedarf zwischen 1 und 2 mg.

Eine aktive Ausscheidung von Eisen gibt es im eigentlichen Sinne nicht. Die größten Mengen gehen durch die Abschilferung der Haut und der Schleimhaut im Darm verloren. Kleinere Mengen finden sich auch in Schweiß, Galle und Urin.

Das Eisen in der Nahrung

Eisen wird dem Körper mit der Nahrung zugeführt. Normalerweise ist es kein Problem für ihn, den täglichen Bedarf zu decken. Eisen ist in vielen Nahrungsmitteln enthalten. Besonders reich an Eisen sind tierische Produkte wie Fleisch, Fisch und Eier. Aber auch in Hülsenfrüchten, getrockneten Pfifferlingen, Weizenkleie, Vollkornprodukten und Bierhefe kommt es in relativ großen Mengen vor.

Die Eisenaufnahme im Dünndarm

Eisen wird im Dünndarm aufgenommen und ins Blut weitergeleitet. Wie viel Eisen tatsächlich resorbiert, d. h. aufgenommen wird, ist von verschiedenen Faktoren abhängig: zum einen von der Menge des mit der Nahrung zugeführten Eisens, zum anderen von der Bioverfügbarkeit. Eisen aus tierischen Produkten wird vom Körper effektiver aufgenommen als dasjenige aus pflanzlichen Nahrungsmitteln. Die Resorptionsrate beträgt bei Fleisch, Fisch und Eiern etwa 10–15%, bei Pflanzenkost dagegen nur etwa 1–4%. Bei Mischkost kann man von einem durchschnittlichen Gesamtwert von etwa 10% ausgehen. Das heißt, dass wir dem Körper etwa 10–

20 mg Eisen mit der Nahrung zur Verfügung stellen müssen, damit er seinen täglichen Bedarf von 1–2 mg decken kann.

In Zeiten, in welchen der Körper einen erhöhten Bedarf hat, wie zum Beispiel in der Schwangerschaft oder bei chronischen Blutverlusten (z. B. Magengeschwür), kann er die Resorptionsrate auf 40% steigern.

Ein anderer Mechanismus, der die Eisenversorgung gewährleistet, ist die sogenannte Schleimhautreserve. Von dem Eisen, das der Körper aufnimmt, lagert er einen Teil in der Darmschleimhaut zwischen. Wenn er es später benötigt, nimmt er es auf, wenn nicht, scheidet er es mitsamt der oberen Schleimhautschicht, die sich alle zwei bis drei Tage abschilfert, wieder aus.

Bei einem gesunden Menschen ist es so gut wie ausgeschlossen, dass er unter einem krankhaft erniedrigten Eisenspiegel im Blut leidet. Wenn der Körper Eisen benötigt, ist er normalerweise auch in der Lage dazu, sich dieses zu beschaffen – eine gesunde Ernährung vorausgesetzt.

Das Eisen im Blut

Im Blut liegt Eisen in verschiedenen Formen vor. Freies Eisen ist giftig und wird deshalb an Eiweiße gebunden, sogenannte Transportproteine. Man unterscheidet zwei Formen; beide werden heute im Rahmen einer Blutuntersuchung gemessen – Transferrin und Ferritin.

- Transferrin
  Transferrin wird in der Leber gebildet. Seine Aufgabe ist es, das Eisen im Dünndarm aufzunehmen und zu den Körperzellen zu transportieren. Darüber hinaus wirkt es bakteriostatisch, d. h. es hemmt das Wachstum von Bakterien.

● Ferritin
Ferritin wird ebenfalls in der Leber produziert. Es dient sowohl dem Transport als auch der Speicherung des Eisens. Für die Diagnose des Eisenstoffwechsels ist es deshalb von großer Bedeutung, weil es einen Rückschluss auf den gesamten Eisenbestand im Körper zulässt.

Das Eisen in der Zelle

Wie gelangt das Eisen aus dem schnell dahinfließenden Blut in das Innere der Zelle? Ganz einfach: Wenn eine Zelle Eisen benötigt, hängt sie ein Schild heraus. Im medizinischen Fachjargon heißt dieses Schild Rezeptor. Das Transferrin, das im Blut fließt, erkennt diesen Rezeptor, dockt an und wird schließlich mit ihm gemeinsam ins Innere der Zelle geschleust. Erst hier gibt es sein Eisenatom ab und wandert anschließend wieder zurück ins Blut.
Die Menge der Rezeptoren kann im Blut gemessen werden. Sie gibt Auskunft darüber, wie hoch der aktuelle Eisenbedarf ist.

Eisenmangel

Eisenmangel ist, wie schon festgestellt, bei einem gesunden Menschen, der sich einigermaßen gesund ernährt, fast nicht möglich. Wenn er dennoch auftritt, muss nach der Ursache gefahndet werden. Die Möglichkeiten sind zahlreich:

● Eisenverlust durch chronische Blutungen bei Magengeschwüren, Hämorrhoiden, Karzinomen, nach Operationen etc.
● Ungenügende Zufuhr von Eisen durch schlechte Ernährung

127

- Mangelhafte Eisenresorption im Dünndarm bei Magenentfernung, Dünndarmerkrankungen, Durchfall etc.
- Gesteigerter Eisenbedarf in der Wachstumsphase, während der Schwangerschaft und in der Stillzeit
- Eisenverwertungsstörung

Durch den Eisenmangel kann nicht mehr genügend Hämoglobin gebildet werden. Die Folge ist eine Eisenmangelanämie. Die Blutarmut führt zu einer Sauerstoffminderversorgung des gesamten Körpers. Die Symptome sind unter anderem allgemeine Schwäche, Luftnot, Herzklopfen, Kopfschmerzen, Konzentrationsschwäche und Schlaflosigkeit. Äußerlich kann man die Blutarmut an der blassen Haut, den blauen Lippen und im fortgeschrittenen Stadium auch an Mundwinkelrhagaden, trockener Haut und brüchigen Fingernägeln erkennen.

Eisenüberschuss

Auch die übermäßige Zufuhr von Eisen ist bei einem gesunden Menschen, bei gesunder Ernährung, so gut wie unmöglich. Zu einer Eisenvergiftung kommt es in der Regel nur durch Einnahme von Eisenpräparaten. Kinder sind stärker gefährdet als Erwachsene, da sie aufgrund des geringeren Körpergewichts weniger Eisen speichern können. Eisenvergiftungen können bei ihnen sogar zum Tod führen.
Eine wesentlich häufigere Ursache für die Entstehung einer Eisenüberladung des Körpers ist die Hämochromatose (Eisenspeicherkrankheit). Dabei handelt es sich um eine genetisch bedingte Erkrankung, bei der die Eisenresorption im Darm erhöht ist. Der Körper speichert das überschüssige Eisen hauptsächlich in der Leber, aber auch in der Bauchspei-

cheldrüse, im Herz, im Magen, in der Milz und in anderen Organen. Typische Anzeichen sind Leberzirrhose, Diabetes mellitus, Bronzefärbung der Haut, hormonelle Störungen und Herzmuskelschwäche. Im Spätstadium tritt häufig auch noch ein Leberkarzinom auf.

Entzündungen und Infektionen

Eisen gilt auch heute noch als Garant für Lebensfreude und Vitalität. Wer müde ist, dem wird schnell mal die Einnahme von Eisen empfohlen. Eisen kurbelt die Produktion von Hämoglobin an und steigert die Sauerstoffversorgung des gesamten Organismus. Mit seiner Hilfe fühlt man sich schnell wieder fit und leistungsfähig.

Auch bei Infektionen und Entzündungen wird dieser wohlgemeinte Rat des Öfteren gegeben. Nicht nur, dass sich der Betroffene in dieser Situation überaus schlapp fühlt, auch sein Eisenspiegel im Serum ist erniedrigt. Die Verfechter dieser alten Theorie und auch diejenigen, die ihre Eisenpräparate verkaufen wollen, weisen darauf hin, dass der Körper bei Entzündungen und Infektionen Eisen benötigt, um sein Immunsystem zu aktivieren. Durch den gesteigerten Verbrauch, so erklären sie, käme es zu einem erniedrigten Eisenspiegel im Serum. Dies wiederum schwäche das Immunsystem und begünstige einen unkontrollierten Verlauf der Infektion bzw. der Entzündung.

Die Senkung des Eisenspiegels im Serum als Reaktion auf die Infektion bzw. Entzündung nennt man in der medizinischen Fachsprache »Eisenverteilungsstörung«. Dies lässt keinen Zweifel daran, wie die Medizin diesen Vorgang bewertet. Sie sieht in ihm einen pathologischen Befund, den es zu korrigieren gilt. Als Mittel der Wahl gelten Eisenpräparate.

Warum senkt der Körper den Eisenspiegel im Serum bei Entzündungen und Infektionen?

Wie sich mittlerweile herausgestellt hat, ist diese Interpretation nicht nur falsch, sondern auch gefährlich. Die Massai, die in der Einleitung zu diesem Kapitel erwähnt wurden, können dies aus eigener Erfahrung bestätigen. Der Körper ist nämlich kein Opfer, das sich von Infektionen und Entzündungen gleich überrennen und in eine passive Rolle zwingen lässt. Die Senkung des Serumeisenspiegels ist eine geniale Strategie, um Bakterien und Viren zu bekämpfen.

Der Hintergrund dieser Reaktion ist einfach zu verstehen: Eisen ist wirklich ein überaus wertvolles Spurenelement, allerdings nicht nur für uns Menschen, sondern auch für Bakterien und Viren. Auch sie können ohne Eisen nicht existieren. Was liegt also näher, als alle Hebel in Bewegung zu setzen, um ihnen das Eisen vorzuenthalten? Und genau das macht unser Körper, wenn er sich gegen diese Eindringlinge zur Wehr setzt. Er reduziert die Eisenresorption im Dünndarm und sorgt dafür, dass sich im Serum weniger Eisen befindet.

Wenn das erste Ziel erreicht ist und die Krankheitserreger geschwächt sind, läuft die zweite Phase an. Jetzt wird das Serumeisen wieder hochreguliert und das gesamte Immunsystem aktiviert. Die Anzahl der Abwehrzellen, speziell der Leukozyten und vor allem der T-Lymphozyten, steigt, die Aktivität der Killerzellen und der Fresszellen nimmt zu und die Produktion der Antikörper wird angekurbelt: Der geschwächte Feind wird vernichtet.

Der Segen des niedrigen Serumeisenspiegels

Früher sah man den niedrigen Eisenspiegel im Serum als eine ernsthafte Gefahr für die Gesundheit. Frauen, deren Werte

aufgrund der Menstruation von Natur aus im unteren Normbereich liegen, wurde nahegelegt, Eisenpräparate einzunehmen, um eine entsprechende Reserve aufzubauen. Auch Vege-
tariern, die ebenfalls zu einem niedrigen Eisenserumspiegel
neigen, wurde dieser Rat gegeben. Außerdem ermahnte man
sie, häufiger tierische Produkte zu sich zu nehmen, um ihrer
Gesundheit etwas Gutes zu tun.

Heute hat sich die Sichtweise geändert. Viele Wissenschaftler
sehen in einem niedrigen Eisenspiegel ein Geschenk der Natur.
Studien haben ergeben, dass ein Eisenspiegel im unteren Normbereich vor Infektionen schützt. Darüber hinaus verringert er
auch das Risiko für Herzinfarkt und andere Zivilisationskrank-
heiten. Man nimmt an, dass selbst der Entstehung der Alzhei-
merkrankheit durch einen niedrigen Eisenspiegel entgegenge-
wirkt wird. Man kennt zwar die Zusammenhänge noch nicht im
Einzelnen, aber man hat bei den Alzheimerpatienten einen
höheren Eisengehalt im Gehirn festgestellt. Dies deutet darauf
hin, dass Eisen eine nicht zu unterschätzende Rolle spielt.

Die Eisenwerte und die Pest

Eine der größten Schlachten, die unser Körper im Lauf seiner
langen Geschichte geschlagen hat, fand im 14. Jahrhundert
statt. Die Pest, der Schwarze Tod, breitete sich über den gesamten Kontinent aus und raffte nahezu die Hälfte der Bevölkerung dahin. Die Menschheit stand, zumindest in Europa,
kurz vor der Ausrottung. Im Kampf gegen den übermächtigen
Gegner hatte unser Körper nur wenige wirkungsvolle Waffen
zur Verfügung. Eine davon war die Senkung des Eisenspiegels
im Blut. Der Erreger der Pest, das Bakterium Yersinia pestis,
benötigt Eisen für sein Überleben genauso wie all die anderen
Bakterien und Viren. Um seinen Bedarf zu decken, produziert

er sogenannte Chelate, die ganz gezielt Eisen aus dem Blut des Kranken herausfiltern und anschließend ins Innere des Bakteriums transportieren. Wie in vielen anderen Fällen erkannte der Körper die Zusammenhänge und setzte alles daran, den Eisenspiegel im Blut zu senken. Er programmierte seine weißen Blutkörperchen darauf, Laktoferrin, einen Eiweiß-Eisen-Komplex, aufzunehmen und im Gewebe zwischenzulagern. So banal dieser Mechanismus auch erscheinen mag, er war es wahrscheinlich, der über Leben und Tod entschied. Nur wenn der Serumeisenspiegel schnell und nachhaltig gesenkt werden konnte, hatte der Patient eine reelle Chance zu überleben. Über die große Epidemie im 14. Jahrhundert liegen leider keine genaueren Zahlen vor, wohl aber von den kleineren Epidemien, die in den folgenden Jahrhunderten noch wüteten. Bei den Auswertungen stellte sich heraus, dass der Eisenspiegel im Blut direkt proportional zur Mortalitätsrate war. Je höher der Eisenspiegel, desto höher war auch das Risiko, den Kampf gegen die Pest zu verlieren. Vor diesem Hintergrund wird es verständlich, warum etwa doppelt so viele Männer wie Frauen starben. Männer in den besten Jahren haben von Natur aus höhere Eisenwerte im Blut als der Rest der Bevölkerung. Kinder und Jugendliche haben einen erhöhten Bedarf im Gewebe und deshalb einen niedrigeren Eisenspiegel im Blut. Ältere Menschen neigen im Allgemeinen zu einer geringeren Nährstoffaufnahme und Frauen verlieren regelmäßig Eisen während der Menstruation und der Schwangerschaft.

Die Eisenwerte und Krebs

Eine andere Krankheit, die Angst und Schrecken unter den Menschen verbreitet, ist Krebs. Auch sie muss im Zusammenhang mit dem Eisenstoffwechsel betrachtet werden. Die grundlegenden Zusammenhänge sind dieselben wie bei der Pest. Die Krebszelle hat aufgrund ihres immensen Stoffwechsels einen vielfach höheren Bedarf an Eisen als jede gesunde Körperzelle. Sie muss diesen Bedarf dringendst decken, ansonsten stirbt sie ab. Der Körper erkennt diese Abhängigkeit und setzt alles daran, der Krebszelle das Eisen vorzuenthalten.

Es liegen Studien vor, die darauf hindeuten, dass auch hier der Eisenspiegel direkt proportional zur Krankheitshäufigkeit ist. Menschen mit einem hohen Serumeisenwert haben ein erhöhtes Risiko, an Krebs zu erkranken.

Die Eisenwerte und Hepatitis C

Bei Hepatitis C sind die Zusammenhänge relativ gut erforscht. Es handelt sich dabei um eine Virusinfektion, die bei mehr als 50% der Patienten chronisch verläuft. Es wurde beobachtet, dass Patienten mit einem hohen Serumeisenspiegel eher dazu neigen, eine chronische Infektion zu erleiden. Bei Patienten mit einem niedrigen Wert heilt die Infektion wesentlich häufiger aus, oftmals spontan, sodass man keine Ursache für die Heilung ausmachen kann.

Bei der chronischen Hepatitis C wird häufig die Interferontherapie angewendet. Der Erfolg dieser Therapie ist unter anderem vom Eisenspiegel im Serum abhängig. Die Patienten, bei denen die Therapie positiv verläuft, haben im Durchschnitt einen niedrigeren Eisenspiegel als diejenigen, bei denen sie versagt.

Diese Fakten nimmt man zum Anlass, vor der eigentlichen Therapie eine Eisenreduktionstherapie durchzuführen. Dabei bedient man sich einer altbewährten Methode – des Aderlasses. Mit dem Blut wird dem Körper Hämoglobin entzogen. Um es zu erneuern, muss er auf seine Eisenreserven zurückgreifen, die mit der Zeit, von Aderlass zu Aderlass, immer weiter abgebaut werden. Der Referenzwert, der zur Kontrolle der Eisenreduktion regelmäßig überwacht werden muss, ist das Ferritin. Eisen wird nämlich zum Teil in der Leber gespeichert. Um es den Viren in der Leber vorzuenthalten, muss der gesamte Eisenbestand reduziert werden.

Was tun?

Der Eisenstoffwechsel ist sehr komplex und, wie man an den Erkenntnissen der letzten zehn Jahre sehen kann, noch nicht gänzlich erforscht. Lassen Sie also Vorsicht walten. Es gibt zwei Dinge, die es dringend zu beherzigen gilt. Als Erstes sollten Sie sich Ihrem Körper anvertrauen und ihn gewähren lassen. Er weiß besser als jeder andere, was gut für ihn ist. Beobachten Sie ihn, ziehen Sie Ihre Schlüsse, aber unternehmen Sie keine voreiligen Schritte, ihm zu »helfen«.
Als Zweites sollten Sie mit Ihrem Arzt oder Heilpraktiker über diese Thematik reden und sicherstellen, dass er mit diesen Zusammenhängen vertraut ist. Erst dann kann er ihnen wirklich helfen.

Die Untersuchung des Eisenstoffwechsels

Der Eisenstoffwechsel ist sehr komplex. Eine einfache Bestimmung des Eisenspiegels im Serum, wie sie häufig beim Hausarzt durchgeführt wird, ist vollkommen unzureichend. Sie sollten darauf bestehen, dass folgende Parameter untersucht werden:

Bestimmung des Eisenspiegels

- Eisenkonzentration im Serum
- Eisenkonzentration im Vollblut
- Transferrinrezeptorkonzentration
- Transferrinsättigung
- Eisenbindungskapazität
- Transferrin
- Ferritin
- Rotes Blutbild

Erst wenn diese Werte vorliegen, kann sich der Arzt ein vollständiges Bild von der aktuellen Situation machen und, wenn nötig, entsprechende Maßnahmen einleiten. Alles andere ist Flickschusterei, die dem Patienten mehr Schaden als Nutzen bringt.

Was tun bei Eisenmangel?

Wenn die Werte unter den Normbereich gefallen sind, sollte zuerst die Ursache abgeklärt werden. Erst wenn sie bekannt ist, kann die richtige Therapie ausgewählt werden.

Eisenpräparate werden von vielen Patienten nicht vertragen. Sehr häufig kommt es zu Übelkeit und Verstopfung. In den meisten Fällen deutet dies darauf hin, dass sie kontraproduktiv sind und den Körper belasten, anstatt ihn zu unterstützen. Sie sollten wirklich nur im äußersten Notfall eingenommen werden.

Wesentlich sinnvoller ist es, die Eisenresorption im Dünndarm zu fördern. Dies geschieht auf eine einfache und überaus natürliche Art und Weise, und zwar mit Nahrungsmitteln. Das »Sesam, öffne dich!« finden wir im Vitamin C. Alle Nahrungsmittel, die Vitamin C enthalten, verbessern die Aufnahme von Eisen im Dünndarm und tragen dazu bei, dass das mit der Nahrung zugeführte Eisen, das meist in wirklich großen Mengen vorliegt, effektiver ausgenutzt werden kann. Bevor man Eisenpräparate einnimmt, sollte man besser eine ausreichende Vitamin-C-Aufnahme ins Auge fassen. Es scheint, dass auch Fruchtsäuren und die Milchsäure im milchsauer vergorenen Sauerkraut die Eisenresorption fördern.

Es gibt allerdings auch Nahrungsmittel, die die Aufnahme von Eisen einschränken. Dazu gehören zum Beispiel Kaffee, schwarzer Tee, Kakao, Cola und Rotwein. Sie sollten nicht zu den Mahlzeiten getrunken werden. Auch oxalsäurehaltiges Gemüse wie zum Beispiel Spinat, Mangold und Rhabarber gehört in diese Gruppe, ebenso Milch und Milchprodukte. Wenn sie gemieden werden, steigt die Eisenresorption an.

Was tun bei Eisenüberschuss?

Im Allgemeinen geht die Schulmedizin heute davon aus, dass Frauen im Durchschnitt einen zu niedrigen Eisenspiegel haben, Männer dagegen einen zu hohen. Während man sich früher um die Frauen mehr Sorgen machte, sind es heute eher die Männer, deren Gesundheit man in Gefahr sieht. Allerdings hat man das Ei des Kolumbus noch nicht gefunden. Falls wirklich eine Überversorgung mit Eisen vorliegt – und das kann man nach den bisherigen Erkenntnissen nicht mit Gewissheit sagen –, ist es sicherlich nicht sinnvoll, sich überwiegend von Nahrungsmitteln zu ernähren, die die Eisenresorption behindern. All diese Nahrungsmittel haben zudem weitere wesentliche Nachteile. Es sei nur die starke Belastung der Nieren und die erhöhte Gefahr der Nierensteinbildung erwähnt, die mit einer übermäßigen Zufuhr von Oxalsäure einhergeht. Auch Kaffee, Milch, Cola und Schokolade stürmen nicht gerade die Hitlisten der natürlichen Heilmittel. Der einzige sinnvolle Weg, den Körper langfristig von dem überschüssigen Eisen zu befreien, ist der Aderlass.

Was tun bei akuten Infektionen?

Die Reaktion des Körpers auf eine akute Infektion erfolgt in zwei Phasen. In der ersten Phase senkt er den Eisenserumspiegel, um den Bakterien und Viren das Eisen vorzuenthalten und sie damit zu schwächen. Sie sollten ihn dabei unterstützen. Im Normalfall signalisiert er Ihnen, welche Nahrungsmittel jetzt gut für ihn sind. Allen gut gemeinten Ratschlägen zum Trotz sollten Sie auf diese innere Stimme hören. In den meisten Fällen werden Sie eine Abneigung gegen eisenreiche Nahrungsmittel wie Salzhering, Schinken, Schweineleber und Eier verspüren. Tun Sie sich keinen Zwang an. Wenn Sie nichts essen möchten oder vielleicht nur einen Tee oder ein Glas Milch und Zwieback zu sich nehmen wollen, ist das vollkommen in Ordnung. Die Bedürfnisse, die Ihnen Ihr Körper übermittelt, haben jetzt absoluten Vorrang. In der zweiten Phase, wenn die Bakterien und Viren bereits geschwächt sind und von der körpereigenen Abwehr angegriffen werden, ändert sich die Situation grundlegend. Jetzt steigt der Bedarf an Eisen enorm an. Die Depots werden geleert und die Eisenresorption im Dünndarm wird angekurbelt. Wenn Ihr Körper jetzt nach tierischen Produkten oder Vitamin-C-haltigen Nahrungsmitteln verlangt, hat das seine volle Berechtigung. Sie erhöhen den Eisenspiegel im Serum und stärken damit die Abwehrkraft. Auf Eisenpräparate können Sie normalerweise getrost verzichten. Vertrauen Sie Ihrem Körper und werden Sie aus eigener Kraft gesund – ein gutes Gefühl.

Medizinische Grundlagen des Eisenspiegels im Überblick

Normalwerte im Blut:		*Frauen*	*Männer*	
	● Eisen im Serum	40–140	60–160	µg/dl
	● Eisen im Vollblut	420–460	440–500	mg/l
	● Transferrin	200–310	210–340	mg/dl
	● Ferritin	23–110	35–217	µg/l
	● Eisenbindungs-kapazität	260–400	270–440	µg/dl
	● Transferrin-sättigung	16–45	16–45	%
	● Transferrin-rezeptor	0,83–1,76	0,83–1,76	mg/l
Tagesbedarf:		1,5–2,0	1,0	mg
Aufgaben des Eisens:	● Sauerstofftransport im Blut ● Sauerstofftransport in der Muskulatur ● Energiegewinnung in der Zelle ● Aktivierung des Immunsystems ● Säurepufferung im Blut			
Mögliche Ursachen für Eisenmangel:	● Eisenverlust durch chronische Blutungen ● Ungenügende Zufuhr von Eisen ● Mangelnde Eisenaufnahme im Darm ● Gesteigerter Eisenverbrauch ● Eisenverwertungsstörung			
Mögliche Ursachen für Eisenüberschuss:	● Eisenpräparate ● Gesteigerte Aufnahme von Eisen bei Hämochromatose			
Wie geht Eisen verloren?	● Abschilferung der Schleimhaut im Darm ● Abschilferung der Haut ● Schweiß – Urin – Galle			

Eisenhaltige Nahrungsmittel:	● Fleisch, Fisch, Eier ● Vollkornprodukte, Weizenkleie ● Bierhefe ● Hülsenfrüchte
Bioverfügbarkeit:	● Tierische Produkte 10–15% ● Pflanzliche Produkte 1–4%
Was die Eisenaufnahme verbessert:	● Vitamin C ● Milchsäure (vermutlich) ● Fruchtsäure (vermutlich)
Was die Eisenaufnahme verringert:	● Koffein (Kaffee, Cola) ● Phytin (Getreide) ● Oxalsäure (Spinat, Mangold, Rhabarber) ● Kalzium (Milch) ● Lactoferrin (Milch) ● Rotwein ● Zwiebeln, Knoblauch
Warum senkt der Körper den Eisenserumspiegel im Serum?	● Um den Bakterien und Viren das Eisen vorzuenthalten und sie zu schwächen

Praktische Hinweise zum Eisenspiegel im Überblick

Was tun bei Eisenmangel?	● Ursache abklären ● Ursache behandeln ● Eisenreiche Nahrungsmittel einnehmen ● Nahrungsmittel bevorzugen, die reich an Vitamin C sind ● Eventuell Vitamin-C-Substitution ● Eisenpräparate nur bei strenger Indikation einnehmen

Was tun bei Eisenüberschuss?	• Aderlass
Was tun bei Infektionen?	• Ursache abklären • Ursache behandeln • Ruhe und Erholung • Auf die Bedürfnisse des Körpers hören • In der ersten Phase den Körper bei der Eisenreduktion unterstützen, z. B. mit Milch • In der zweiten Phase die Eisenaufnahme unterstützen, z. B. mit – tierischen Produkten, – Vitamin-C-reichem Obst, – Vitamin-C-reichem Gemüse, – Einnahme von Vitamin C, und auf Nahrungsmittel verzichten, die die Eisenaufnahme behindern, z. B. – Milch, – Kaffee, – schwarzer Tee, – Kakao, Schokolade, – Spinat, Mangold, – Zwiebeln, Knoblauch.
Was tun bei Fernreisen?	Keine Eisenpräparate einnehmen. Im Ausland werden wir mit vielen neuen Krankheitserregern konfrontiert. Ein zu hoher Eisenspiegel könnte fatale Folgen haben. Greifen Sie lieber bei den Früchten herzhaft zu.

Entzündung

Die stärkste Waffe der Gesundheit

Es gibt viele Strategien, die unser Organismus im Lauf der Evolution entwickelt hat, um sein Überleben zu sichern. Die Entzündung ist sicherlich eine der genialsten. Auch wenn sie Schmerzen verursacht, bisweilen wie Feuer brennt und zu vorübergehenden Funktionsausfällen führt – ihr haben wir es zu verdanken, dass wir den Kampf gegen Bakterien, Pilze, Viren und andere bedrohliche Krankheitserreger nicht schon längst verloren haben und ausgestorben sind. Sie als Krankheit zu interpretieren und mit allen Mitteln der Macht zu bekämpfen und zu unterdrücken, ist in vielen Fällen ein unverzeihlicher Kunstfehler der modernen Medizin. Viele Patienten müssen dafür mit ihrer Gesundheit bezahlen.

Was ist eine Entzündung?

Die Entzündung ist ein Vorgang, den wir alle kennen. Wenn Sie einen Holzspreißel im Finger haben, von dem ein kleines Stückchen im Fleisch zurückbleibt, entwickelt sich hieraus eine Entzündung. Der Finger rötet sich, er schwillt an, wird warm und bereitet Schmerzen. Für den Betroffenen ist dies alles andere als angenehm, und wohl kaum jemand würde auf die Idee kommen, bei diesen Symptomen zu frohlocken. Und dennoch – zumindest dann, wenn die unangenehme Seite der Entzündung überstanden ist, sollte man ein Loblied anstimmen und sich bei der Natur bedanken. Die Entzündung ist ein Zeichen dafür, dass der Körper den Krankheitserreger angreift, ihn beseitigt und den entstandenen Schaden repariert. Kein Antibiotikum und auch kein anderes Medikament könnte uns am Leben erhalten und den entstandenen Defekt beheben, wenn der Körper dies nicht selbst erledigen würde.

Die möglichen Ursachen einer Entzündung

Die möglichen Ursachen einer Entzündung sind zahlreich. Im Prinzip kann fast alles, was die Gesundheit in irgendeiner Weise bedroht, eine Entzündung auslösen. Bakterien, Viren und Pilze ebenso wie Fremdkörper jeglicher Art. Auch physikalische und chemische Reize wie Hitze, UV-Strahlung, Röntgenstrahlung, mechanische Dauerbelastung, Giftstoffe, Säuren und Laugen können Entzündungen auslösen, ebenso wie Verletzungen, offene Wunden und allergische Reaktionen. Selbst körpereigenes Gewebe, das zerstört wird und in seine Bestandteile zerfällt, kann Entzündungen hervorrufen. Bei Nerven- und Gelenkentzündungen sind häufig Fehlstellungen der Knochen als Ursache auszumachen.

Die verschiedenen Phasen der Entzündung

Am Anfang einer Entzündung steht immer eine verletzte Zelle. Aufgrund der Verletzung werden aus dem Inneren dieser Zelle Substanzen freigesetzt – Entzündungsmediatoren –, die dem Körper signalisieren, dass ein krankhafter Prozess im Gang ist. Durch sie wird die Entzündung letztendlich ausgelöst.

1. Phase: Anpassung der Durchblutung
Nach dem ersten Schock reagiert der Körper bereits nach wenigen Minuten mit einer Weitstellung der Blutgefäße, die das betroffene Gebiet versorgen. Dadurch kommt es zu einem massiven Anstieg der Durchblutung, wobei die Blutversorgung auf das Zehnfache ansteigen kann. Nach außen hin zeigen sich diese Veränderungen in zwei typischen Entzündungszeichen – Rötung und Erwärmung.
In der Medizin nennt man diese Phase »Störung der lokalen Durchblutung«. Von einer Störung kann jedoch nicht die Rede sein, ganz im Gegenteil. Die Durchblutung ist optimal: Mit dem erhöhten Blutzufluss werden wesentlich mehr Abwehrzellen in das bedrohte Gebiet gebracht, als dies sonst der Fall wäre. Darüber hinaus wird durch die Erwärmung – man könnte sie auch als lokales Fieber bezeichnen – eine optimale Voraussetzung für das Gelingen der Entzündung geschaffen. Je höher die Temperaturen sind, desto schneller und intensiver laufen die chemischen Reaktionen ab, die der Körper im Kampf gegen den Krankheitserreger einleitet. Wenn es sich bei diesem Krankheitserreger um ein Bakterium oder einen Virus handelt, bringt die Erwärmung noch einen zusätzlichen Vorteil. Bei Temperaturen über 38 °C werden viele Mikroorganismen geschwächt und können anschließend einfacher bekämpft und entsorgt werden. (Vergleichen Sie hierzu die Ausführungen über das Fieber.)

2. Phase: Anpassung der Durchlässigkeit der Blutgefäße
In der 2. Phase steht der Körper vor dem Problem, dass zwar jetzt viele Abwehrzellen in der Nähe des Krankheitsherdes sind, sie sich aber immer noch in der Blutbahn befinden und nicht direkt bei der betroffenen Zelle. Den Abwehrzellen muss also ein Weg durch die Blutgefäßwand geöffnet werden, damit sie der kranken Körperzelle zu Hilfe eilen können. Dies geschieht

durch Kontraktion einzelner Gefäßabschnitte. Auf diese Weise tun sich Lücken in den ansonsten so dichten Blutgefäßwänden auf und sie werden durchlässig. Im medizinischen Fachjargon heißt dieser Vorgang »Störung der Permeabilität« bzw. »Störung der Durchlässigkeit«. Diesen Vorgang als Störung zu bezeichnen, deutet nicht gerade auf eine besondere Wertschätzung der Zusammenhänge. Dieser geniale Mechanismus unterstützt unser Überleben gleich in mehrfacher Hinsicht:

- Hunderttausende von Abwehrzellen gelangen an den Ort des Geschehens und werden dadurch in die Lage versetzt, den Krankheitserreger direkt anzugreifen und unschädlich zu machen.
- Mit dem Blutplasma strömt auch vermehrt Fibrinogen aus den Blutgefäßen. Im Zwischenzellraum wird es durch eine bestimmte Substanz (Thromboplastin) aktiviert und in Fibrin umgewandelt. Dieser Stoff bildet eine mechanische Barriere um den infizierten Bezirk, eine Art Schutzwall, der verhindert, dass sich die Bakterien ausbreiten.
- Die Lücken in den Blutgefäßen sind zu klein für die roten Blutkörperchen (Erythrozyten). Nur der flüssige Anteil des Blutes, das Blutplasma, und die wesentlich kleineren Abwehrzellen können hindurchschlüpfen. Da relativ viel Plasma durch die Gefäßwand in den Zwischenzellraum abwandert, wird das Blut dickflüssiger. Auf diese Weise büßt es einen Teil seiner Fließfähigkeit ein und fließt deshalb wesentlich langsamer vom Entzündungsgeschehen weg. Auch das ist ein Mechanismus, der dazu beiträgt, dass die Ausbreitung der Bakterien – hier über das Blut – behindert wird.

Der Patient spürt diese Vorgänge als Schwellung und Schmerz – zwei weitere typische Entzündungszeichen. Je nachdem, wie stark sie sind, kommt es auch noch zum Funktionsausfall der betroffenen Struktur – das fünfte und letzte Merkmal einer Entzündung.

Auch wenn diese Symptome überaus unangenehm sind und bei dem Patienten die Frage aufkommen lassen, ob die Entzündung nicht vielleicht doch eine Krankheit sein könnte, erfüllen auch sie einen tieferen Sinn. Wenn der Finger, in dem das letzte Stückchen des Spreißels noch steckt, so richtig wehtut, werden Sie alles daransetzen, dass Sie den Finger so wenig wie möglich bewegen und er zur Ruhe kommt. Damit geben Sie ihm genau das, was er für seine Regeneration dringend benötigt. Weitere Belastungen würden den Heilungsprozess unterbinden und eine chronische Verlaufsform, wenn nicht sogar eine Versteifung des Fingers, nach sich ziehen.

3. Phase: Angriff der Abwehrzellen

Der Weg ist geebnet, die Schlacht kann beginnen. Die ersten Abwehrzellen, die sich dem Feind entgegenwerfen, sind die sogenannten neutrophilen Granulozyten. Ihre Aufgabe ist es, Bakterien zu vernichten und die Ausbreitung einer bakteriellen Infektion zu verhindern. Sie sind bereits 15 Minuten nach der Gewebeschädigung vor Ort. Diese Phase nennt man die neutrophile Kampfphase. Die neutrophilen Granulozyten greifen den Krankheitserreger an, zerlegen ihn in seine Bestandteile und saugen ihn auf.

Wie wichtig die neutrophilen Granulozyten sind, kann man daran ermessen, dass sie etwa 60% der weißen Blutkörperchen (Leukozyten) stellen und dass täglich etwa 100 Milliarden neu gebildet werden.

In den folgenden Stunden werden die neutrophilen Granulozyten durch andere Abwehrzellen unterstützt. Nach und nach treffen große Fresszellen (Monozyten, Makrophagen), eosinophile und basophile Granulozyten und Lymphozyten ein. Sie alle haben ihre spezielle Aufgabe und tragen dazu bei, dass der Krankheitserreger immer weiter zurückgedrängt wird.

4. Phase: Heilung

Wenn der Kampf entschieden und der Krankheitserreger besiegt ist, geht es darum, den alten Zustand wiederherzustellen. Zuerst werden die zerstörten Körperzellen, die abgestorbenen Abwehrzellen und die Bakterienreste mitsamt den von ihnen gebildeten Giftstoffen über die Lymphbahnen abtransportiert und den Ausscheidungsorganen zugeführt. Bei Entzündungsprozessen, die in der Nähe der Körperoberfläche ablaufen, findet diese Entsorgung teilweise auch über die Haut statt. Der Eiter, der bei vielen Entzündungen entsteht, ist ein Hinweis auf diese Reinigungsvorgänge. Er setzt sich größtenteils aus den genannten Stoffen zusammen.

Während die Räumung des Schlachtfeldes noch in vollem Gang ist, laufen schon die ersten Reparaturmechanismen an. Die abgestorbenen Körperzellen werden durch neue ersetzt und mit der Zeit kann das Gewebe wieder seine Aufgaben erfüllen. In unserem Beispiel bedeutet dies, dass der Spreißel aufgelöst und ausgeschieden wird und der Finger seine alte Beweglichkeit und seine Leistungsfähigkeit wieder zurückgewinnt. Mit der Zeit löst sich auch das Narbengewebe wieder auf und nichts deutet mehr auf den einst so schmerzhaften Zustand hin.

Die Entzündung in der Schulmedizin

Die Schulmedizin interpretiert die Entzündung als einen krankhaften Vorgang, den es zu unterdrücken gilt. Die Medikamente, die dabei zum Einsatz kommen, sind zum einen entzündungshemmende Substanzen (Antiphlogistika) wie zum Beispiel Diclofenac, Ibuprofen und Aspirin und zum anderen Antibiotika.

Die Wirkung der Antiphlogistika besteht darin, dass sie die Entzündung bereits im Keim ersticken und die Freisetzung bestimmter Entzündungsmediatoren (Prostaglandine) verhindern. Auf diesem Weg unterdrücken sie die Weitstellung der Blutgefäße und die im Anschluss daran erfolgende Erhöhung der Durchlässigkeit der Gefäßwand. Die Bakterien, die in vielen Fällen als Ursache für die Entzündung ausgemacht werden können, werden mit Antibiotika bekämpft.

Oberflächlich betrachtet ist diese Vorgehensweise durchaus sinnvoll. Es kommt zu keiner vermehrten Durchblutung des betroffenen Gewebes, zu keiner Rötung, zu keiner Erwärmung, zu keiner Schwellung und als Folge davon auch zu keinem Schmerz. Wer die Situation allerdings genauer betrachtet, der kommt unweigerlich zu dem Schluss, dass sich aus diesen Veränderungen katastrophale Zustände ergeben. Das größte Problem besteht darin, dass das Abwehrsystem des Patienten nicht aktiviert und der Erreger nicht von körpereigenen Mechanismen vernichtet wird. Die Auswirkungen sind fatal.

Jede Auseinandersetzung mit einem Mikroorganismus ist ein wertvolles Training für unseren Körper. In dieser Hinsicht verhält sich unser Immunsystem genauso wie unser Muskelsystem. Nur die Muskeln, die wir trainieren, bleiben gesund und leistungsfähig. Muskeln, die nicht gefordert werden, verlieren zusehends ihre Kraft. Am Ende der Entwicklung stehen Muskelverspannungen, Rückenschmerzen und zahlreiche andere Symptome mehr. Unser Immunsystem reagiert genauso. Wenn es nicht mehr trainiert und gefordert wird, verliert es seine Funktionstüchtigkeit. Aus dieser Situation heraus können sich zahlreiche Krankheiten entwickeln, die ansonsten vielleicht nie entstanden wären – Allergien, chronische Entzündungen, wiederkehrende Infekte und im Extremfall sogar schwere Erkrankungen wie Rheuma und Krebs.

Es gibt noch einen zweiten Aspekt, der es überaus sinnvoll macht, die Herausforderung der verschiedensten Mikroorganismen anzunehmen. Die Evolution ist nach wie vor in Gang.

Immer noch tobt ein Kampf ums Überleben zwischen uns und den Bakterien. Dass wir diesen Kampf nicht mit Medikamenten gewinnen können, wissen wir heute. Die Bakterien bilden viel schneller Resistenzen aus, als wir neue Medikamente entwickeln können. Schon seit geraumer Zeit gibt es Bakterien, die gegen alle Medikamente resistent sind. Wer von ihnen befallen wird, hat nur eine einzige Chance – sein eigenes Immunsystem. Wir sollten deshalb verstärkten Wert darauf legen, die Auseinandersetzung mit den neuen Bakterien und Viren zu suchen, damit unser Immunsystem daraus lernen und neue Abwehrstrategien entwickeln kann. Nur so können wir auf der Höhe der Zeit bleiben und den neuen Herausforderungen aus der Welt der Mikroorganismen erfolgreich entgegentreten. Viele Hunderttausend Jahre lang hat dieser Mechanismus unser Überleben gesichert. Wenn wir ihn nicht schwächen, gibt es keinen Grund, warum er ausgerechnet jetzt versagen sollte.

Obwohl die Mediziner diese Zusammenhänge kennen, sind sie weit davon entfernt, sie zu nutzen. Antibiotika, die heute schon bei jedem Bagatellinfekt verordnet werden, bringen nicht nur unsere individuelle Gesundheit, sondern auch unser kollektives Überleben ernsthaft in Gefahr. Besonders erschreckend ist die Tatsache, dass sie uns gleich in zweifacher Hinsicht schwächen. Zum einen nehmen sie unserem Immunsystem die Möglichkeit, den natürlichen Herausforderer – als Sparringspartner sozusagen – zu nutzen, um an ihm zu wachsen und zu reifen; zum anderen ist heute hinlänglich bekannt, dass Antibiotika unser Immunsystem schädigen und unsere Abwehrkräfte schwächen.

Der größte Teil unseres Immunsystems, nämlich 80%, befindet sich im Darm. Hier finden in der Regel die ersten Auseinandersetzungen mit den Krankheitserregern statt, die meistens mit der Nahrung in unseren Körper gelangen. Der Darm funktioniert wie ein Labor. In der Darmwand werden die Bakterien und Viren in ihre Bestandteile zerlegt. Ihre schädigenden Mechanismen werden bis ins kleinste Detail hinein erforscht und für jeden einzelnen wird ein geeigneter Gegenmechanismus entwickelt. Die Informationen, die hier gewonnen werden, werden anschließend von Botenstoffen im ganzen Organismus verteilt, damit jedes Gewebe, wenn es mit dem neuen Gegner konfrontiert wird, in der Lage ist, ihn zu besiegen.

Das Immunsystem, speziell das im Darm befindliche, ist sehr komplex. Bis auf den heutigen Tag ist es nur ansatzweise erforscht. Die Bakterien, die sich in unserem Darm befinden, sind ein wichtiger Teil dieses Systems. Sie sitzen an der Darmschleimhaut und bekämpfen jeden Eindringling, der sich ansiedeln oder gar in die Blutbahn eindringen möchte. Antibiotika können nicht zwischen menschenfreundlichen und menschenfeindlichen Bakterien unterscheiden. Sie vernichten alle Bakterien, die keine Resistenz gegen sie entwickelt haben. Auch die guten Darmbakterien, die ein wichtiger Pfeiler unserer Gesundheit sind, werden von den Antibiotika angegriffen und vernichtet. Mit jedem Antibiotikum, das wir einnehmen, geht ein Teil unserer Abwehrkräfte verloren und mit diesem auch ein wertvoller Teil unserer Gesundheit.

Aufgrund dieser Zusammenhänge entwickelt sich mit der Zeit ein Teufelskreis, der den Betroffenen immer weiter in die Krankheit treibt. Hunderttausende von Frauen, die mit einer chronischen Blasenentzündung oder einer chronischen Infektion der Vaginalschleimhaut zu kämpfen haben, können ein Lied davon singen. Auch Patienten mit chronischer Bronchitis oder chronischer Nasennebenhöhlenentzündung wissen, wovon die Rede ist. Mit der Schwächung des Immunsystems steigt die Wahrscheinlichkeit der nächsten Infektion und damit auch die Wahrscheinlichkeit der nächsten Entzündung. Wenn Sie beispielsweise mit einer akuten Bronchitis zum Arzt gehen, ist das allein schon ein Hinweis darauf, dass Ihre

Abwehrkräfte im Moment geschwächt sind und einer Unterstützung dringend bedürften. Der klassische Schulmediziner sieht dies aber anders. Er wird ihnen sagen, dass der Einsatz eines Antibiotikums unumgänglich sei, da die Infektion sich verschlimmern und ernsthafte Konsequenzen, wie zum Beispiel Asthma, nach sich ziehen könnte. Das Antibiotikum führt aber zu einer weiteren Schwächung ihres bereits geschwächten Immunsystems. Je schwächer ihre Abwehrkräfte werden, desto eher können sich die Bakterien durchsetzen und abermals Ihre Lunge infizieren. Wenn Ihr Körper dann mit einer Entzündung reagiert, fällt diese zu schwach aus und kann den Angreifer nicht ernsthaft gefährden. Aufgrund des drohenden Asthmas wird Ihnen Ihr Arzt erneut ein Antibiotikum verordnen, das kurzzeitig die Situation bessert, langfristig aber noch weiter verschlimmert. In der Folge entwickeln sich immer wieder Entzündungen. Die Abstände werden kürzer und die Symptome heftiger. In diesem Stadium spricht man von einer chronischen Entzündung.

Mit der Zeit zeigt sich die Schwächung der Abwehrkraft auch in anderen Organen, sodass Sie zusätzlich zur Bronchitis vielleicht noch einen Heuschnupfen entwickeln, eine Blasenentzündung oder Hautausschläge. Im fortgeschrittenen Stadium kann sich aus dieser Situation sogar eine schwere Krankheit wie Rheuma oder Krebs entwickeln, die beide auf einem gestörten Immunsystem beruhen.

Es muss an dieser Stelle ganz deutlich gesagt werden: Die Vorgehensweise der Schulmedizin ist gegen die Natur gerichtet und kann deshalb nicht zur Gesundung führen. Die Einnahme von Antibiotika und Antiphlogistika ist eine Notfallmaßnahme, die bei gefährlichen Erregern, empfindlichen Organen (z. B. Gehirn, Herz oder Nieren) oder geschwächten Patienten durchaus sinnvoll und überlebenswichtig ist. Die überwiegende Mehrzahl der Infekte stellt jedoch keine ernsthafte Bedrohung für uns dar. Sie fördern unsere Gesundheit eher, als dass sie ihr schaden. Sie mit Antibiotika zu behandeln, ist ein grober Kunstfehler, der einen chronischen Verlauf des Krankheitsgeschehens provoziert. Darüber hinaus erhalten die Bakterien durch diesen fahrlässigen Umgang mit Antibiotika unnötigerweise die Möglichkeit, Resistenzen zu entwickeln, sodass wir Gefahr laufen, bald gar keine Medikamente mehr gegen schwere Infektionen zur Verfügung zu haben.

Was tun?

Wie üblich steht auch bei einer Entzündung die Diagnose vor der Therapie. Zunächst muss abgeklärt werden, wodurch die Entzündung ausgelöst wurde. Wenn der Auslöser eliminiert werden kann, löst sich die Entzündung in den meisten Fällen von selbst auf und der alte Zustand stellt sich wieder ein.
Wenn es sich um eine Infektion handelt, muss der Frage nachgegangen werden, ob es sich um einen lebensbedrohenden Erreger handelt, ob der Patient geschwächt ist oder ob es sich bei dem betroffenen Organ um ein empfindliches Organ handelt (z. B. Gehirn, Herz oder Nieren). Wenn eine dieser Fragen mit »Ja« beantwortet wird, muss der Einsatz schulmedizinischer Medikamente erwogen werden, um die Entzündung zu unterdrücken. Gehen Sie deshalb zuerst zu Ihrem – auch naturheilkundlich arbeitenden – Arzt, besprechen Sie die Situation und klären Sie ab, ob Sie die Infektion bzw. Entzündung zur Immunstimulation nutzen und ohne Medikamente angehen können. In der überwiegenden Mehrzahl der Fälle wird diese Frage mit »Ja« zu beantworten sein.
Sollten Sie zu den Glücklichen gehören, die einen banalen Infekt erlitten haben und ansonsten bei guter Gesundheit sind, dann können Sie den natürlichen Weg beschreiten. Ihre

Marschrichtung verläuft dann entgegengesetzt zu derjenigen der Schulmedizin. Sie unterdrücken die Entzündung nicht, um die Abwehrkräfte zu stimulieren und den Erreger mit eigener Kraft besiegen zu können. Dabei ist es wichtig, dass Sie sich Ruhe gönnen – besonders dem erkrankten Körperteil – und der Natur, so weit wie möglich, ihren Lauf lassen. Überstürzen Sie nichts. Gut Ding braucht Weile. Eine vorzeitige Belastung kann den Erfolg der Mission gefährden.

Die Entzündung in der Naturheilkunde

Im Gegensatz zur Schulmedizin setzt man in der klassischen Naturheilkunde großes Vertrauen in die Natur. Man weiß, dass das, was der Körper macht, richtig ist. Deshalb besteht die beste Therapie darin, den Körper in seinem Bemühen zu unterstützen. Dies bedeutet, dass in der Naturheilkunde Medikamente und Therapien angewendet werden, die einen entzündungsfördernden Effekt haben. Für den Patienten bedeutet dies, dass die klassischen Entzündungszeichen – Rötung, Erwärmung, Schwellung und Schmerz – zunächst einmal stärker werden können. Diese Erstverschlimmerung klingt jedoch nach zwei bis drei Tagen wieder ab und danach hat sich die Symptomatik in der Regel wesentlich gebessert.

Der naturheilkundlich arbeitende Therapeut geht sogar noch einen Schritt weiter. Weil die Entzündung so wertvoll für den Organismus ist, nutzt er sie als therapeutisches Mittel. An gezielt ausgewählten Hautarealen setzt er ganz bewusst Entzündungen, um damit den Körper aus seiner Reserve zu locken und die Abwehrkräfte zu mobilisieren. Wissenschaftliche Untersuchungen belegen, dass durch diese Methode tatsächlich hormonelle und immunologische Reaktionen ausgelöst werden, die sich positiv auf den Krankheitszustand auswirken. Man spricht von einem konterirritierenden Effekt. Im Volksmund sagt man hierzu treffend: »Bös muss bös vertreiben« und in der Homöopathie gilt der Grundsatz: »Ähnliches mit Ähnlichem heilen«. Das klingt ziemlich schmerzhaft, ist es aber in den meisten Fällen überhaupt nicht. Auch der Nadelstich in der Akupunktur setzt eine Mikroentzündung, die über die Anregung der Selbstheilungskräfte einen heilsamen Reiz im Körper auslöst.

Hier eine kleine Auswahl der infrage kommenden Naturheilverfahren:

Enzyme

Enzyme sind Substanzen, die im Körper ablaufende chemische Reaktionen millionenfach beschleunigen. Bei fast jeder chemischen Reaktion sind sie mit im Spiel. Ob es die Atmung ist oder die Verdauung, ob es der Sehvorgang ist oder die Energiegewinnung in der Muskelzelle, überall unterstützen die Enzyme die natürlichen Abläufe und halten damit den lebenswichtigen Stoffwechsel aufrecht.

Zur Therapie von Entzündungen werden Enzyme aus Ananas (Bromelain) und Papaya (Papain) angewendet. In manchen Präparaten sind zusätzlich auch tierische Enzyme (Pankreatin, Trypsin und Chymotrypsin) enthalten. Trotz unterschiedlicher Zusammensetzung ist die Wirkungsweise dieser Präparate ähnlich. Sie stimulieren die immunologischen Vorgänge und unterstützen damit den Organismus im Kampf gegen Bakterien und Viren. Nach Ablauf der aggressiven Kampfphase fördern sie die Entsorgung der angefallenen Entzündungsprodukte – Immunkomplexe, abgestorbene Bakterien und Reste zerstörter Zellen. Sie räumen sozusagen das Schlachtfeld auf. Darüber hinaus verbessern sie die Fließfähigkeit des Blutes und damit auch die Versorgung des Gewebes mit Sauerstoff und Nährstoffen. Die Heilungsphase wird dadurch in der Regel verkürzt.

Pustulanzien

Pustulanzien sind therapeutische Methoden, durch welche die Haut auf unterschiedlichste Art und Weise gereizt wird, die darauf mit einer Entzündung reagiert und Pusteln bzw. Quaddeln ausbildet. Der tiefere Sinn dieser Methoden liegt darin, dass sie den Lymphfluss in erheblichem Maße anregen und auf diesem Wege eine Aktivierung der immunologischen Vorgänge auslösen.

Besonders wirksam sind diese Methoden auch deshalb, weil viele Hautareale mit Organen, Muskeln, Nerven und Gelenken verbunden sind und eine funktionelle Einheit mit diesen bilden. Die heilsamen Reize, die in der Haut mithilfe der Pustulanzien provoziert werden, werden aufgrund dieser Verbindungen an die entsprechenden Strukturen weitergeleitet und lösen hier heilende Reaktionen aus. Auf diese Weise kann das entsprechende Organ entgiftet, immunologisch aktiviert oder ganz allgemein in seiner Funktion gestärkt werden.

Salben, Auflagen und Pflaster
Die harmloseste und unspektakulärste Form ist die Anwendung von durchblutungsfördernden Salben, Auflagen und Pflastern auf der Basis von Senfmehl (Senföle), Cayennepfeffer (Capsaicin) oder Bienengift. Die entzündungsfördernde Wirkung in der Haut fällt nicht gar so stark aus wie bei den weiter unten beschriebenen Anwendungen und die Pustelbildung ist entsprechend geringer. Dennoch werden auch hier Entzündungsreize gesetzt, die sich positiv auf weiter entfernte Entzündungsherde auswirken.

Urtikation
Eine ähnliche, wenn auch etwas stärkere Wirkung hat die Urtikation, die bereits von Pfarrer Kneipp bei Rheuma und Gicht empfohlen wurde. Man versteht darunter das »Auspeitschen« des Rückens, der Arme und/oder der Beine mit Brennnesseln. Auch wenn es sich überaus barbarisch und schmerzvoll anhört, wird derjenige, der diese Prozedur über sich ergehen lässt, überrascht sein. Nach wenigen Minuten ist der Schmerz verschwunden und an seiner Stelle macht sich ein angenehmes Wärmegefühl breit, das den ganzen Rücken durchflutet. Die Muskeln entspannen sich, die Schmerzen verschwinden und über den sogenannten konterirritierenden Effekt werden Entzündungen im ganzen Körper günstig beeinflusst.

Baunscheidtverfahren
Der Begründer dieser Methode, Carl Baunscheidt, litt sehr stark an Rheuma. Als er eines Tages von mehreren Stechmücken gleichzeitig gestochen wurde, stellte er am nächsten Tag fest, dass sich seine Krankheit deutlich gebessert hatte. Daraufhin begann er eine Therapie zu entwickeln, die diese Mückenstiche imitieren sollte. Das Resultat dieser Bemühungen ist das Baunscheidtverfahren, das im ausgehenden 19. Jahrhundert einen Siegeszug durch weite Teile der Welt antrat und damals von der Medizinischen Fakultät in Bonn jedem praktischen Arzt nahegelegt wurde.
Die Vorgehensweise ist denkbar einfach. An ausgewählten Stellen werden, mit einem sogenannten Lebenswecker, kleine Löcher in die Haut geritzt. Anschließend wird ein spezielles Öl – das Baunscheidtöl – aufgetragen. Die Pusteln, die sich innerhalb weniger Minuten bilden, verschwinden nach einigen Stunden wieder, ebenso der Juckreiz. Die lymphanregende Wirkung bleibt jedoch für mehrere Tage erhalten.

Cantharidenpflaster

Das Cantharidenpflaster gehört ohne jeden Zweifel zu den spektakulären Verfahren der Naturheilkunde. Es wurde bereits im alten Rom angewendet. Von Paracelsus (1493–1541), einem der Väter der modernen Medizin, ist folgender Ausspruch überliefert: »Nur der verdient es, Arzt genannt zu werden, der in der Lage ist, die Gicht mit einem Cantharidenpflaster zu heilen.«

Das Cantharidenpflaster enthält ein Extrakt, das aus der Spanischen Fliege gewonnen wird. Auf der Haut löst es eine Verbrennung zweiten Grades aus, als Folge davon bildet sich eine große Brandblase. Die Blase ist gefüllt mit Lymphe, weshalb diese Anwendung auch als »weißer Aderlass« bezeichnet wird. Mit der Lymphe werden große Mengen an Stoffwechselschlacken und schmerzauslösenden Substanzen ausgeschieden. Die bestehende Entzündung kann mit dieser Unterstützung wesentlich schneller abklingen.

Im Normalfall verwendet man das Cantharidenpflaster erst dann, wenn die anderen Methoden versagt haben. Es ist schmerzhaft und beschert dem Patienten zumindest eine schlaflose Nacht. Nichtsdestotrotz ist es eine wertvolle Therapie, die auch in scheinbar unheilbaren Fällen noch unglaubliche Erfolge bringt.

Immunmodulierende Maßnahmen

Eine Hauptursache für die Entstehung einer chronischen Entzündung ist die Schwächung bzw. Störung des Immunsystems. Wenn das Immunsystem vollkommen intakt ist, ist eine chronische Entzündung nur in sehr schwerwiegenden Fällen möglich. Im Umkehrschluss gilt deshalb, dass eine chronische Entzündung in den meisten Fällen ein Hinweis darauf ist, dass das

Immunsystem geschwächt ist. Im Rahmen einer ganzheitlichen Therapie spielt deshalb die Immuntherapie eine wesentliche Rolle. Man könnte auch sagen: »Keine wirkliche Heilung ohne Immuntherapie«.

Dieses Gebiet ist sehr umfangreich und kann hier nicht ausgiebig behandelt werden. Wer von einer chronischen Entzündung betroffen ist oder gar an einer schweren Immunkrankheit wie Rheuma oder Krebs leidet, der sollte auf jeden Fall darauf achten, dass die Therapie nicht ohne ausreichende Diagnostik erfolgt. Es sollte zumindest eine detaillierte Stuhluntersuchung durchgeführt werden, die Aufschluss darüber gibt, wie es um das im Darm befindliche Immunsystem bestellt ist. Auch Blutuntersuchungen liefern entscheidende Hinweise. Die möglichen Therapien sind zahlreich und müssen in Anlehnung an die Anamnese und die Laboruntersuchungen ausgewählt werden.

Medizinische Grundlagen der Entzündung im Überblick

Definition:	• Die Entzündung ist eine Reaktion des Körpers auf einen Krankheitserreger, mit dem Ziel, diesen zu beseitigen und die entstandenen Schäden zu beheben.
Mögliche Ursachen sind u.a.:	• Bakterien, Viren und Pilze • Giftstoffe • Säuren und Basen • Verletzungen, offene Wunden • Allergische Reaktionen • Mechanische Dauerbelastung • UV-Strahlung, Röntgenstrahlung • Hitze

Mögliche Komplikationen:	<ul><li>Chronifizierung</li><li>Narbenbildung</li><li>Zerstörung des Gewebes</li><li>Funktionsverlust des Gewebes</li></ul>
1. Phase Anpassung der Durchblutung:	<ul><li>Blutzufluss wird erhöht,</li><li>Abwehrzellen werden vermehrt in die bedrohte Region gebracht.</li><li>Erwärmung, »lokales Fieber«</li><li>Rötung</li></ul>
2. Phase Anpassung der Durchlässigkeit der Blutgefäße:	<ul><li>Blutplasma tritt ins Zwischenzellgewebe.</li><li>Abwehrzellen gelangen zum Krankheitsherd.</li><li>Fibrin bildet einen Schutzwall um das infizierte Gebiet und verhindert die Ausbreitung der Krankheitserreger.</li><li>Das Blut wird dickflüssiger und fließt langsamer aus dem Entzündungsgebiet ab. Auch dadurch wird die Ausbreitung von Krankheitserregern eingeschränkt.</li><li>Schwellung</li><li>Schmerz</li></ul>
3. Phase Angriff der Abwehrzellen:	<ul><li>Die Abwehrzellen greifen den Krankheitserreger an und vernichten ihn.</li></ul>
4. Phase Heilung:	<ul><li>Abtransport der Entzündungsrückstände</li><li>Reparatur des beschädigten Gewebes</li></ul>

Praktische Hinweise zur Entzündung im Überblick

So sollten Sie vorgehen:

1. Schritt Die Ursache der Entzündung abklären:	Anamnese, körperliche Untersuchung, Stuhl- und Blutuntersuchungen geben Aufschluss über die Ursache. Suchen Sie Ihren Arzt auf. Die Ursache muss eliminiert werden. Dies ist der wichtigste Schritt überhaupt.
2. Schritt Kann ich auf entzündungs-hemmende Medikamente verzichten?	Wägen Sie mit Ihrem Arzt gemeinsam die Risiken und den Nutzen gegeneinander ab. In den meisten Fällen ist der Einsatz schulmedizinischer Medikamente über-flüssig, ja sogar schädlich.
3. Schritt Stellen Sie sich auf die Entzündung ein:	Gönnen Sie sich Ruhe und geben Sie Ihrem Körper die nötige Zeit, um den Krankheits-erreger zu vernichten.
4. Schritt Helfen Sie Ihrem Körper:	Es gibt zahlreiche Methoden aus der Naturheilkunde, mit welchen Ihr Körper unterstützt werden kann. Hier eine kleine Auswahl: ● Enzyme ● Wärmepflaster ● Urtikation ● Baunscheidtverfahren ● Cantharidenpflaster Im Fall einer chronischen Entzündung oder einer Immunerkrankung wie Rheuma und Krebs ist eine Immuntherapie unumgäng-lich. Die hierzu notwendigen Stuhl- und Blutuntersuchungen werden in spezialisier-ten Praxen vorgenommen.

Fieber

Das Feuer der Heilung

Geschichtliches

Fieber ist eine wertvolle Errungenschaft des höher entwickelten Lebens. Im Lauf der Evolution wurde es bereits vor Jahrmillionen entwickelt. Seitdem hilft es den Säugetieren und den Menschen, ihr Überleben zu sichern und Mikroorganismen wie Bakterien, Pilze und Viren erfolgreich zu bekämpfen. Die Bedeutung des Fiebers ist bereits seit der Antike bekannt. Viele Gelehrte haben es seither als eine grandiose Leistung der Natur gewürdigt und immer wieder seine positiven Auswirkungen auf unsere Gesundheit betont. Von Hippokrates (460–370 v. Chr.) beispielsweise ist folgender Ausspruch überliefert: »Das Fieber ist ein Heilstreben des Organismus gegen die Krankheit, es reinigt den Körper wie ein Feuer.« Thomas Sydenham (1624–1689), ein großer englischer Arzt des 17. Jahrhunderts, sagte: »Fieber ist ein mächtiges Instrument, das die Natur entwickelt hat, um ihre Feinde zu bekämpfen.« Christoph Wilhelm Hufeland (1762–1836), einer der Väter der modernen Naturheilkunde und Arzt berühmter Persönlichkeiten wie Herder, Wieland, Schiller und Goethe, sah im Fieber den Ausdruck einer Naturkraft, die den Heilungsprozess einleitet. Boerhave (1668–1738), den manche Historiker als den bedeutendsten Kliniker des 18. Jahrhunderts ansehen, sprach während einer Vorlesung in Leyden folgenden, berühmt gewordenen Satz: »Ich würde der größte Arzt sein, wenn ich ebenso leicht Fieber hervorbringen wie vertreiben könnte.« Und Parmenides (540–480 v. Chr.), ein Philosoph der Antike, ließ sich gar zu dem Ausspruch hinreißen: »Gebt mir die Macht, Fieber zu erzeugen, und ich heile euch alle Krankheiten.«

Bis ins 19. Jahrhundert hinein war der Heilwert des Fiebers eine allgemein anerkannte und unbestrittene Tatsache. Doch dann setzte eine Bewegung ein, die das seit der Antike bestehende Modell der Viersäftelehre infrage stellte und durch ein neues Konzept, die Zellularpathologie, ersetzen sollte. Im Zuge dieser Entwicklung verlor das ganzheitliche Denken immer mehr an Bedeutung. An seine Stelle trat eine mechanistische Betrachtungsweise, die den Menschen auf seine chemisch-physikalische Dimension reduzierte und den Ursprung aller Krankheiten einzig und allein in biochemischen Veränderungen der Zelle sah. Dies war der Anfang der modernen Schulmedizin.

Rudolf Virchow (1821–1902), der als Begründer der Zellularpathologie gilt, widersprach nicht nur der Viersäftelehre, sondern auch der bis dahin geltenden Interpretation des Fiebers. Für ihn war das Fieber eine Krankheit, die zahlreiche Schäden und Störungen verursacht. Und Carl Liebermeister (1833–1901), der heute als Vorreiter einer Medizin gefeiert wird, die sich von einer romantischen Naturphilosophie zu einer wissenschaftlichen Disziplin entwickelte, behauptete, dass von einer Heilwirkung oder einer günstigen Beeinflussung des Organismus durch Fieber nicht die Rede sein könne und dass diese Ansichten einer vorwissenschaftlichen Periode zuzurechnen seien. Seine damals modernen Anschauungen setzten sich in den folgenden Jahrzehnten mehr und mehr durch. Als 1875 die Salicylsäure (Aspirin®) eingeführt wurde und die etablierte Medizin damit ein fiebersenkendes Medikament in den Händen hielt, sagte sie dem Fieber den Kampf an. Es wurde zur Krankheit erklärt und als solche rücksichtslos bekämpft.

Obwohl diese Auffassung schon längst von den modernen Wissenschaften widerlegt ist und das Fieber als wertvoller Helfer im Dienste der Selbstheilungskräfte anerkannt ist, hat sich dieses Denken bei vielen Ärzten bis auf den heutigen Tag erhalten. Noch immer werden Patienten verunsichert und unnötigerweise mit fiebersenkenden Medikamenten behandelt.

Die Fiebertherapie

Wie wichtig das Fieber für unsere Gesundheit ist, sieht man daran, dass es seit mehr als 100 Jahren in der sogenannten Fiebertherapie genutzt wird, um Krankheiten zu behandeln.

Im Lauf der Jahrhunderte beobachteten viele Ärzte, dass das Auftreten von Fieber die verschiedensten Erkrankungen günstig beeinflusst. Der Bonner Chirurg Busch stellte beispielsweise fest, dass Fieber selbst bei Krebskranken im fortgeschrittenen Stadium positive Wirkungen zeigt. Eine seiner Patientinnen, ein junges Mädchen, das an einem Sarkom litt, wurde geheilt, nachdem sie an einem Erysipel erkrankt war. Das Erysipel – auch unter dem Namen Wundrose bekannt – ist eine Infektionskrankheit, die in den meisten Fällen von betahämolysierenden Streptokokken ausgelöst wird. Im Verlauf dieser Krankheit kommt es wie bei vielen anderen Infektionskrankheiten zu hohem Fieber.

Busch führte aufgrund dieser Erkenntnisse die aktive Fiebertherapie in die Onkologie ein. Er behandelte seine Patienten mit abgeschwächten Erysipelerregern und löste damit ganz bewusst Fieber aus. Die Erfolge, die er vorzuweisen hatte, waren beachtlich. In vielen Fällen wurde das Krebswachstum gestoppt oder gar zurückgedrängt. Fehleisen, Bruns und andere Ärzte übernahmen die Technik und in den Jahren zwischen 1870 und 1900 wurde die aktive Fiebertherapie ein fester Bestandteil der naturheilkundlichen Krebstherapie. In Amerika führte der Chirurg Coley die aktive Fiebertherapie Ende des 19. Jahrhunderts ein. Von ihm und seiner Frau sind knapp 900 Berichte erhalten, die die teilweise aufsehenerregenden Erfolge dieser Methode belegen.

Ein anderer Forscher, der die Zusammenhänge von Fieber und Gesundheit erkannte, war Professor Julius Wagner-Jauregg. Er war Neurologe und Psychiater an den Universitäten Graz und Wien. Ihm war aufgefallen, dass sich seine Syphilispatienten, die sich im Endstadium befanden, erholten, wenn sie sich mit Malaria infizierten und heftige Fieberschübe erlitten. Er stellte auch fest, dass in Gegenden, wo Malaria weit verbreitet war, die Syphilis viel seltener auftrat.

Ermutigt durch diese Zusammenhänge, infizierte er Tausende von Syphilispatienten mit Malaria. Sein Mut wurde belohnt. Die Krankheit galt bis dahin in Europa als unheilbar. Weniger als 1% der Erkrankten wurde wieder gesund. Erst durch die »Malaria-Therapie« erhielten die Betroffenen eine reelle Chance. Der Anteil der geheilten Patienten stieg auf etwa 30%. Für seine revolutionären Forschungsarbeiten erhielt Professor Wagner-Jauregg 1927 den Nobelpreis für Medizin.

In den folgenden Jahrzehnten wurde dieser Zweig der Medizin systematisch weiterentwickelt. Bis heute wird die aktive Fiebertherapie in speziellen naturheilkundlichen Kliniken, teilweise auch von niedergelassenen Ärzten und Heilpraktikern, durchgeführt – und das mit großem Erfolg. Zu den Hauptindikationen zählen unter anderem Allergien, chronische Entzündungen, rheumatische Erkrankungen, Immunschwäche und Krebs.

Wie Fieber entsteht

Fieber wird im Körper durch Fieber erzeugende Substanzen – sogenannte Pyrogene – ausgelöst. Man unterscheidet äußere und innere Pyrogene. Äußere Pyrogene stammen von körperfremden Krankheitserregern wie zum Beispiel Bakterien, Viren oder Pilzen. Innere Pyrogene werden von körpereigenen Strukturen gebildet – zum Beispiel von Abwehrzellen wie den Makrophagen (große Fresszellen). Auch Tumorzellen und zerstörte Körperzellen können Pyrogene freisetzen.

Pyrogene haben die Fähigkeit, die Blut-Hirn-Schranke zu überwinden. Aus dem Blut wandern sie ins Gehirn, genauer gesagt in den vorderen Hypothalamus, der für die Regulation der Körpertemperatur zuständig ist, und manipulieren ihn. Sie erhöhen den Sollwert und machen dadurch den Körper glauben, dass er mit 37 °C zu kalt sei. Dieser setzt daraufhin alle Mechanismen in Gang, die Körpertemperatur zu erhöhen. Auf der einen Seite steigert er die Wärmeproduktion durch Anregung des Stoffwechsels und durch Muskelzittern (Schüttelfrost). Auf der anderen Seite vermindert er die Wärmeabgabe, indem er die Blutgefäße, die an die Körperoberfläche führen, zusammenzieht und die Hautdurchblutung einschränkt.

Warum Fieber so gesund ist

Aus der Chemie wissen wir, dass chemische Reaktionen bei höheren Temperaturen schneller ablaufen. Der Körper macht sich diesen Mechanismus zunutze und sorgt durch die Erhöhung der Körpertemperatur dafür, dass die nachfolgenden Vorgänge, die der Bekämpfung der Krankheit dienen, wesentlich schneller ablaufen. Darüber hinaus werden viele Mikroorganismen bei Temperaturen über 38 °C geschwächt und können anschließend leichter bekämpft werden.

Der größte Vorteil, den das Fieber mit sich bringt, ist die Aktivierung der körpereigenen Abwehrkräfte. Sämtliche Abwehrzellen, die für die Wiederherstellung der Gesundheit von Bedeutung sind, werden in ihrem Wachstum und in ihrer Funktion unterstützt. Man spricht von einer »Immunkaskade«, die in Gang gesetzt wird. An der Spitze dieser Kaskade steht das Interleukin 1, das seinerseits die Vermehrung immunkompetenter Zellen und die Aktivierung immunstärkender Mechanismen nach sich zieht. In der Folge werden Helferzellen, Suppressorzellen, natürliche Killerzellen, Interleukin 2, Interferon, Tumornekrosefaktor und andere Abwehrmaßnahmen aktiviert.

Dieser Vorgang ist in zweifacher Hinsicht von großer Bedeutung für unsere Gesundheit: Der Erreger wird vernichtet und der Gesundheitszustand wiederhergestellt – fast noch wichtiger aber ist die Tatsache, dass die Aktivierung des Immunsystems anhält. Es geht gestärkt aus der Konfrontation mit dem Krankheitserreger hervor.

Dieser zweite Punkt kann gar nicht hoch genug eingeschätzt werden. Unser Abwehrsystem ist nämlich nicht nur für die Bekämpfung einer bereits eingetretenen Infektion zuständig, sondern auch und vor allem für die Verhinderung von Krankheiten. Je stärker das Immunsystem ist, desto seltener werden wir krank. Es laufen dann zwar immer noch dieselben Auseinandersetzungen mit den Krankheitserregern ab, denen wir ständig ausgesetzt sind, aber die meisten von ihnen verlaufen stumm, also ohne Krankheitssymptome.

Viele Krankheiten lassen sich auf ein gestörtes bzw. geschwächtes Immunsystem zurückführen. Allergien, immer wieder auftretende Entzündungen und Infektionen gehören ebenso dazu wie Rheuma und Krebs. Durch die Stärkung der

Abwehr wird der Körper in die Lage versetzt, diesen Krankheiten im Vorfeld zu begegnen, um sie zu verhindern. Insbesondere bei Rheuma und Krebs, die bis heute unheilbar sind, ist die Vorbeugung das einzige Mittel, das uns zur Verfügung steht. Fieber ist hierbei ein wichtiges Instrument. Es ist keine Krankheit, sondern ein Ausdruck der allgemeinen Vitalität, ein Hinweis auf die Tatsache, dass der Körper Krankheitserreger vehement angreift und vernichtet. Menschen, die immer wieder einmal Fieber bekommen, sind in der Regel sehr gesund. Diejenigen, die nur selten oder überhaupt nicht mit Fieber reagieren, neigen dazu, Krankheiten zu verschleppen. Bei ihnen kommt es häufiger zu chronischen Verlaufsformen. Was die Forscher des 19. und 20. Jahrhunderts feststellten, kann auch heute immer wieder beobachtet werden: Krankheiten wie Bronchialasthma und Neurodermitis, Rheuma und Krebs werden durch Fieberschübe günstig beeinflusst.

Was geschieht, wenn Fieber unterdrückt wird?

In einer Studie, die mit Erwachsenen durchgeführt wurde, die an einer Erkältung litten, untersuchte man die Auswirkungen von fiebersenkenden Medikamenten. Die eine Gruppe wurde mit Aspirin® behandelt, die andere mit einem Placebo. Das Resultat war verblüffend: Die Patienten in der Placebogruppe wiesen eine wesentlich stärkere Immunreaktion auf als diejenigen in der Medikamentengruppe. Die Anzahl ihrer Antikörper war signifikant höher. Die Betroffenen klagten deutlich weniger über eine verstopfte Nase und die Zeit, in der sie ansteckend waren, war kürzer.

Fiebersenkende Medikamente wirken sich in zweifacher Hinsicht negativ auf die Gesundheit aus: Zum einen hemmen sie die Aktivierung des Immunsystems und schwächen damit die stärkste Waffe, die der Patient im Kampf gegen den aktuellen Krankheitserreger besitzt. Von dieser Schädigung muss sich der Körper erst einmal erholen. Zum anderen verhindern sie, dass der Körper die Situation als Immuntraining nutzen kann. Wertvolle Informationen, die er durch die Auseinandersetzung mit dem Krankheitserreger gewinnen könnte und die es ihm ermöglichen würden, neue Krankheiten im Keim zu ersticken, gehen ihm dadurch verloren. Auf diese Weise wird die Grundlage für neue Erkrankungen in der Zukunft gelegt.

In Amerika geht man mittlerweile Hinweisen nach, die darauf hindeuten, dass fiebersenkende Medikamente unter bestimmten Umständen die Entstehung einer Blutvergiftung begünstigen. Die Folgen wären fatal.

Fieber bei Kindern

Das Gesagte gilt auch für Kinder. Insbesondere für sie ist das Fieber ein überaus wichtiges Immuntraining. Ihr Immunsystem kennt viele der Mikroorganismen noch nicht, mit welchen wir Tag für Tag konfrontiert werden, und hat noch keine adäquaten Waffen gegen sie entwickelt. Aus diesem Grund kommt es bei ihnen häufiger als bei Erwachsenen zu Auseinandersetzungen mit Bakterien und Viren und dementsprechend häufig zu den bekannten Begleiterscheinungen, einschließlich Fieber.

Kinder, die in der Lage sind, schnell und intensiv zu fiebern, sind normalerweise bei guter Gesundheit. Sie nehmen die Herausforderungen an und gehen gestärkt daraus hervor. Auf diese Weise legen sie den Grundstein für eine stabile Gesundheit im Erwachsenenalter.

Im Rahmen einer Studie teilte man Kinder, die an Windpocken erkrankt waren, in zwei Gruppen. Die eine Hälfte bekam

Paracetamol, die andere ein Placebo. Bei der Auswertung stellte sich heraus, dass die Kinder, die ein Medikament bekommen hatten, im Durchschnitt einen Tag länger benötigten, um sich zu erholen, als diejenigen, die kein Medikament eingenommen hatten.

Wenn Sie Ihrem Kind die Möglichkeit geben, bei einem Bagatellinfekt Fieber zu entwickeln, sind Sie also keine Rabenmutter, ganz im Gegenteil. Ihr Kind muss dadurch nicht mehr leiden, als wenn Sie ihm ein fiebersenkendes Medikament verabreichen würden. Gleichzeitig geben Sie ihm die Möglichkeit, sein Immunsystem zu trainieren und in seinem späteren Leben zahlreichen, teilweise auch schweren Erkrankungen im Vorfeld zu begegnen.

Kinderkrankheiten und Fieber sind auch für das seelisch-geistige Wohl des Kindes überaus wichtig. Häufig gehen sie mit großen Entwicklungsschritten einher. Nachdem das Kind diese Hürde genommen hat, ist es reifer und wieder einen wichtigen Schritt weiter im Leben.

Die Schattenseite des Fiebers

Trotz aller Vorteile stellt das Fieber auch eine Belastung für den Organismus dar. Der Körper steht einem Feind gegenüber. Ob es sich dabei um einen Mikroorganismus, einen Giftstoff oder eine Tumorzelle handelt, macht keinen Unterschied. Der Körper muss sich der Gefahr stellen und ihr mit all seinen Kräften begegnen. Die Situation ist bedrohlich. Es gibt nur ein einziges Ziel, und das ist die Vernichtung des Gegners. Um dieses Ziel zu erreichen, nimmt der Körper auch Nachteile in Kauf.

Durch die erhöhte Temperatur laufen die Stoffwechselvorgänge wesentlich schneller ab als sonst. Dadurch werden auch die Nährstoffreserven schneller abgebaut und verbraucht. Auch die Muskeleiweiße werden angegriffen und in Mitleidenschaft gezogen. Die allgemeine Leistungsfähigkeit geht deshalb deutlich zurück. Der Fiebernde fühlt sich niedergeschlagen und erschöpft.

Durch den rasanten Stoffwechsel und das starke Schwitzen werden erhebliche Mengen an Mineralstoffen verbraucht. Dies kann zu Mineralstoffmangel führen. Kleinkinder und Säuglinge sind von dieser Gefahr besonders bedroht, denn sie haben einen äußerst labilen Wasser- und Mineralstoffhaushalt. Wenn ihr Organismus überfordert ist, kann es zu Krämpfen und Hirnödemen kommen.

Wenn das Fieber zu hoch wird, droht Kreislaufversagen. Darüber hinaus besteht die Gefahr der Bewusstseinstrübung, bis hin zu Halluzinationen. Nicht zu übersehen sind auch die Krankheitsbeschwerden, die durch das Fieber ausgelöst werden – allgemeines Krankheitsgefühl, Appetitlosigkeit, Kopf- und Gliederschmerzen und andere mehr.

Was tun?

Fieber ist ein zweischneidiges Schwert: Auf der einen Seite ist es ein wahrer Segen für unsere Gesundheit, auf der anderen Seite stellt es eine Belastung dar. Vor diesem Hintergrund sollte es gesehen und behandelt werden. Allerdings sollten Sie sich durch die möglichen Komplikationen nicht gleich verunsichern lassen – die Natur weiß, was sie macht. Sie hat diesen Heilmechanismus im Lauf der Evolution über Jahrmillionen hinweg entwickelt und schon viele Male erfolgreich angewendet. Nur wenn es dringend erforderlich ist, sollten Sie diesen heilbringenden Mechanismus mit fiebersenkenden Medikamenten unterdrücken.

Fieber ist ein deutlicher Hinweis, dass im Körper ein Krankheitsprozess im Gange ist. Zunächst muss also herausgefunden werden, welcher Krankheitserreger diesen Prozess ausgelöst hat. Beobachten und messen Sie das Fieber einen Tag und eine Nacht lang und gehen Sie mit diesen Informationen zu Ihrem Arzt. Achten Sie darauf, wie hoch das Fieber ansteigt und, wenn es sich senkt und dann wieder stärker wird, wie lange es anhält und wie lange es dauert, bis es wiederkehrt. Es gibt zahlreiche verschiedene Fieberarten und häufig lässt sich alleine schon aus dem Verlauf des Fiebers auf die Ursache schließen. Leider werden heute fiebersenkende Medikamente und Antibiotika viel zu früh eingenommen, sodass das Fieber einen anderen Verlauf nimmt und die Suche nach der Ursache wesentlich erschwert wird.

Die Hauptursachen für Fieber sind Infektionen, Tumore und Autoimmunerkrankungen. Unklares Fieber, das länger als drei Tage anhält, darf deshalb nicht auf die leichte Schulter genommen werden. Eine genaue Diagnostik ist unumgänglich. In der Regel handelt es sich jedoch um einen Bagatellinfekt im Rahmen der alljährlich wiederkehrenden grippalen Infektion. In diesem Fall können Sie, wenn Sie ansonsten bei guter Gesundheit sind, getrost auf fiebersenkende Medikamente und Antibiotika verzichten und der Natur ihren freien Lauf lassen. Sprechen Sie zur Sicherheit aber dennoch mit Ihrem Arzt oder Heilpraktiker. Dies gilt natürlich auch für den Fall, dass Sie an einer Krankheit leiden. Hier müssen die Risiken und der mögliche Nutzen gegeneinander abgewogen werden. Fieber kann gefährlich sein bei Herz- und Kreislaufschwäche, Zustand nach Herzinfarkt und Lungenembolie, ausgeprägtem Bluthochdruck, starken Leberschäden, Nierenschwäche und akuten Blutungen wie zum Beispiel beim Magen- oder Zwölffingerdarmgeschwür.

Fieber verläuft normalerweise in zwei Phasen. Um den Körper in seinem Kampf gegen den Krankheitserreger optimal unterstützen zu können, sollte man diese Phasen kennen und verstehen.

In der ersten Phase ist der Körper bemüht, die Temperatur zu erhöhen. Der Energieaufwand ist enorm. Der Patient friert und zittert am ganzen Leib. Der ganze Organismus ist fixiert auf dieses eine Ziel. Fast alle anderen Vorgänge kommen zur Ruhe oder laufen zumindest auf einem wesentlich niedrigeren Niveau ab als sonst. Es besteht kein Bedürfnis zu essen, zu trinken oder zu reden. Es findet auch keine Ausscheidung statt, kein Schwitzen, kein Stuhlgang, kein Wasserlassen. Der Schüttelfrost dominiert das Bild und hält den Patienten fest im Griff.

In dieser Phase ist es sinnvoll, die Wärmeentwicklung zu unterstützen. Der Patient sollte sich zudecken und zusätzlich eine Wärmflasche verwenden. Darüber hinaus sollte er sich Ruhe gönnen. Soziale Kontakte und andere Umweltreize wirken sich jetzt störend aus. Es ist ganz im Sinne der Natur, wenn der Betroffene nichts isst und nichts (oder nur wenig) trinkt. Beides würde der Temperaturerhöhung entgegenwirken und den Körper noch stärker belasten, als dies ohnehin schon der Fall ist. Auch Wadenwickel oder Essigstrümpfe, die beide das Fieber senken, sind jetzt fehl am Platz.

In der zweiten Phase wirkt der Körper dem Fieber entgegen, damit die Temperatur nicht in lebensbedrohliche Bereiche vorstößt. Es sollte nicht höher als 41 °C ansteigen. Die Schweißbildung wird jetzt angeregt und durch die Verdunstungskälte sinkt die Körpertemperatur wieder ab. Das Wasserlassen, das jetzt ebenfalls gefördert wird, wirkt ähnlich. Mit dem Urin wird auch eine große Menge Wärme ausgeschieden. Der Patient fühlt die übergroße Hitze als unangenehm und neigt dazu, sich abzudecken, das Fenster zu öffnen oder die verschwitzte Kleidung zu wechseln. Obwohl er erschöpft ist, regen sich in ihm wieder die Lebensgeister. Er bekommt Durst und hat nun eher wieder das Bedürfnis, sich mitzuteilen.

In dieser Phase ist es sinnvoll, den Patienten nicht mehr ganz so warm einzupacken. Das Gesicht und der Rest des Körpers können mit feuchten, lauwarmen Tüchern abgerieben werden. Der Patient kann jetzt auch Flüssigkeit zu sich nehmen – Mineralwasser, Fruchtsäfte oder Kräutertees. Um die verloren gegangenen Mineralstoffe zu ersetzen, empfiehlt sich auch eine Gemüsebrühe. Wer einen Einlauf machen möchte, um den Entgiftungsprozess zu unterstützen, der kann dies in der nachfolgenden Ruhephase tun, wenn die Körpertemperatur wieder auf den normalen Wert gesunken ist.

In den folgenden Tagen sollten Sie sich in Geduld üben. Lassen Sie die Natur und Ihren Körper gewähren. Überstürzen Sie nichts und verlangen Sie keine Spontanheilung. Die Krankheit benötigt ihre Zeit. Hektik und Stress unterbinden den Heilungsprozess und ziehen ihn unnötigerweise in die Länge. Auch dann, wenn Sie sich schon fit fühlen, sollten Sie noch ein oder zwei Tage im Bett bleiben und sich im Anschluss daran noch einige Tage schonen. Es ist ganz wichtig, dass die Krankheit, die sich hinter dem Fieber verbirgt, richtig auskuriert wird. Ansonsten besteht die Gefahr, dass sie verschleppt wird und sich hieraus ein chronischer Krankheitsprozess entwickelt, der weitere Organe in Mitleidenschaft ziehen kann. Auch wenn es schwerfällt: Versuchen Sie der Krankheit etwas Positives abzugewinnen. Vielleicht gelingt es Ihnen sogar, den Zustand des Krankseins zu genießen. Nutzen Sie die Gelegenheit und faulenzen Sie einmal so richtig. Bleiben Sie den ganzen Tag im Bett und lassen Sie sich, wenn möglich, verwöhnen. Auch nicht schlecht – oder?

Medizinische Grundlagen des Fiebers im Überblick

Definition:	Fieber liegt vor, wenn die Körpertemperatur auf Werte über 38 °C ansteigt.
Höchstwert:	Das Fieber darf nicht über 41 °C ansteigen. Wenn doch, sind unbedingt fiebersenkende Medikamente einzunehmen.
Messung:	Das Fieber wird oral (im Mund unter der Zunge), axillär (in der Achselhöhle) oder rektal (im After) gemessen. Die durchschnittlichen Werte werden oral gemessen. Die axillär gemessenen Werte sind etwa 0,5 °C niedriger, die rektal gemessenen etwa 0,5 °C höher. Am zuverlässigsten ist die rektale Messung.

Mögliche Ursachen:	● Infektionskrankheiten
	    Erkältung, Grippe, Bronchitis etc.
	● Entzündungen
	    Arthritis, Zystitis, Colitis etc.
	● Krebserkrankungen
	● Autoimmunerkrankungen
	    Rheuma, Colitis ulcerosa etc.
	● Stoffwechselstörungen
	● Allergische Reaktionen auf
	    Medikamente, Nahrungsmittel etc.
	● Giftstoffe u. a. m.

Mögliche Symptome:	● Allgemeines Krankheitsgefühl ● Erschöpfung ● Appetitlosigkeit ● Kopf- und Gliederschmerzen ● Schüttelfrost (Je nach Grunderkrankung auch andere)

Heilwirkung:	• Allgemeine Stärkung des Immunsystems • Vorbeugung und Linderung zahlreicher Krankheiten.
Mögliche Komplikationen:	• Krämpfe (bei Kindern bis zum 5. Lebensjahr) • Herzversagen • Kreislaufversagen • Mineralstoffmangel • Bewusstseinstrübung • Halluzinationen
Hier sollten Sie fiebersenkende Maßnahmen ergreifen und notfalls auch Medikamente wie Aspirin® oder Paracetamol einnehmen, um das Fieber zu verhindern bzw. zu senken:	• Fieberkrämpfe bei Kindern • Herz- und Kreislaufschwäche • Zustand nach Herzinfarkt • Zustand nach Lungenembolie • Extremer Bluthochdruck • Starke Leberschäden • Ausgeprägte Nierenschwäche • Akute Blutungen wie zum Beispiel bei Magen- und Zwölffingerdarmgeschwüren

Praktische Hinweise zum Fieber im Überblick

So sollten Sie vorgehen:	
1. Schritt **Welche Ursache hat das Fieber?**	Beobachten Sie den Verlauf des Fiebers einen oder zwei Tage lang. Nehmen Sie in dieser Zeit, wenn kein besonderer Anlass dazu besteht, keine fiebersenkenden Medikamente. Gehen Sie mit diesen Informationen zu Ihrem Arzt.

2. Schritt **Kann ich auf fiebersenkende Medikamente verzichten?**	Sprechen Sie mit Ihrem Arzt und wägen Sie gemeinsam die Risiken und den Nutzen gegeneinander ab.
3. Schritt **Die erste Phase des Fieberschubes:**	Unterstützen Sie Ihren Körper dabei, Wärme zu produzieren, indem Sie sich warm zudecken und eine Wärmflasche ins Bett legen. Zwingen Sie sich nicht, zu essen oder zu trinken. Gönnen Sie sich Ruhe.
4. Schritt **Die zweite Phase des Fieberschubes:**	In der zweiten Phase senkt der Körper die Temperatur wieder. Wechseln Sie die verschwitzte Kleidung und lassen Sie sich mit einem feuchtwarmen Tuch das Gesicht und den Körper abreiben. Jetzt können Sie wieder mehr trinken – Fruchtsäfte, Mineralwasser oder lauwarme Kräutertees. Um einem Mineralstoffmangel entgegenzuwirken, können Sie auch eine Gemüsebrühe zu sich nehmen. Mit einem Einlauf können Sie die Entgiftung unterstützen. Gönnen Sie sich Ruhe.
5. Schritt **Die Heilung:**	Nehmen Sie sich Zeit, um die Krankheit richtig auszukurieren.

Husten

Reinigung für die Atemwege

Jeder kennt die Situation: Man unterhält sich beim Mittagessen angeregt mit seinem Gegenüber und verschluckt sich. Anstatt in die Speiseröhre, gelangt der Bissen in die Luftröhre und blockiert die Atemwege. Der Körper gerät in helle Aufregung: Er sieht sein Leben bedroht und startet sofort, ohne dass man darüber nachdenkt, ein Notfallprogramm. Die Bauchmuskeln und die inneren Zwischenrippenmuskeln spannen sich an und drücken den Brustkorb zusammen. Der Druck, der dabei entsteht, presst die Atemluft aus der Lunge in die Luftröhre, bis der Bissen in den Rachenraum zurückkatapultiert wird. Die physikalischen Kräfte, die dabei entstehen, sind enorm. Wenn der Bissen sich löst, entweicht die gestaute Atemluft fast explosionsartig, mit einer Geschwindigkeit von bis zu 900 km/h.

Das Ganze nennt man Husten. Mal ehrlich, wie oft wären Sie schon erstickt, wenn unser Körper diesen Hustenreflex im Lauf seiner langen Evolution nicht entwickelt hätte?

Der Husten ist aber nicht nur in den oberen Atemwegen von zentraler Bedeutung für unser Wohlbefinden. Auch in den unteren Atemwegen, in der Luftröhre und in den Bronchien, erfüllt er eine lebenswichtige Funktion.

Wie die Lunge sich reinigt

Wenn wir uns nicht bewegen und einfach nur im Wohnzimmersessel sitzen, atmen wir etwa 7,5 l Luft pro Minute ein und wieder aus. In einer Stunde sind das 450 l und in 24 Stunden etwas mehr als 10 000 l Luft. Wenn Sie schon einmal drinnen sitzend einen Sonnenstrahl beobachtet haben, dann haben Sie gesehen, wie viele Staubpartikel sich in der Luft befinden. Was Sie nicht gesehen haben, ist noch viel bedrohlicher: Mit der Luft werden auch viele Bakterien transportiert. Beim Einatmen bleibt ein Teil von ihnen in den Härchen der Nase hängen, ein anderer bleibt an der feuchten Oberfläche der Schleimhaut kleben. Die restlichen gelangen in die Lunge und ein Großteil von ihnen lagert sich an der inneren Oberfläche der Luftröhre und der Bronchien an.

Damit die Bakterien sich nicht in den Atemwegen festsetzen und der Staub nicht die Atmung behindert oder wir gar daran ersticken, hat die Natur einen genialen Reinigungsmechanismus entwickelt. Die innere Oberfläche der Luftröhre und des Bronchialbaumes ist von einer Schleimschicht überzogen. In dieser Schleimschicht befinden sich die sogenannten Flimmerhärchen. Der Schleim erfüllt zwei Aufgaben: Er befeuchtet und reinigt die Atemluft. Da er feucht ist, bleiben die Staubpartikel und die Bakterien daran kleben. Die Aufgabe der Flimmerhärchen ist es nun, diesen Schleim in Richtung Mund zu bewegen. Sie schlagen etwa 10- bis 20-mal pro Sekunde und bringen es dabei auf eine Transportgeschwindigkeit von einem Zentimeter pro Minute. Sobald der Schleim mitsamt dem Staub und den Bakterien in der Speiseröhre angelangt ist, wird er verschluckt. Die Magensäure vollendet den ganzen Prozess. Sie tötet die Bakterien und andere Krankheitserreger ab und führt sie der Ausscheidung über den Darm zu.

Wann entsteht Husten?

Solange sich die Schleimproduktion und der Schleimtransport im Gleichgewicht befinden, ist die Welt in Ordnung. Problematisch wird der Prozess dann, wenn die Schleimproduktion die Oberhand gewinnt und der Schleim nicht mehr vollständig abtransportiert wird. Dies kann entweder dadurch passieren, dass die Flimmerhärchen zerstört werden und ihre Funktionstüchtigkeit einbüßen, oder aber dadurch, dass die Schleimhaut von chemischen Substanzen oder Mikroorganismen zu sehr gereizt und die Schleimproduktion dadurch übermäßig stark angeregt wird.

Der zusätzliche Schleim behindert die Atmung, im fortgeschrittenen Stadium würde er sogar das Leben bedrohen. Um diese Gefahr abzuwenden, startet der Körper sein Rettungsprogramm – den Husten. Durch den Druck und die schnelle Luftbewegung wird der Schleim, mitsamt den Fremdkörpern, nach oben geschleudert. Die Atemwege werden dadurch gereinigt und die Atmung wird wieder freier und tiefer. Bei schweren Krankheiten können so auch Eiter und Blut entsorgt werden.

Die Ursachen für Husten

Der akute Husten tritt gewöhnlich im Rahmen einer akuten Bronchitis oder einer Lungenentzündung auf. Bakterien oder Viren setzen sich in der Schleimhaut fest. Um sich dagegen zu wehren, entwickelt der Körper eine Entzündung und eine gesteigerte Schleimproduktion. Im Zuge dieser Entwicklung kommt es zu Husten.

Der chronische Husten ist häufig bei langjährigen Rauchern zu finden. Durch die ständige Reizung werden die Flimmerhärchen zerstört und die Schleimproduktion übermäßig stark angeregt. Da die Regenerationsfähigkeit der Flimmerhärchen nur sehr beschränkt ist, kommt es in der Regel zu einem chronischen Husten. Weitere mögliche Ursachen sind unter anderem chronische Bronchitis, Asthma, Tuberkulose, Bronchialkarzinom und Herzschwäche.

Die verschiedenen Arten des Hustens

Der trockene Reizhusten
Der trockene Reizhusten, auch unproduktiver Husten genannt, ist eine Reaktion des Körpers auf verschiedene äußere Einflüsse, zum Beispiel Rauch, Staub, Gase und Dämpfe. Ein typisches Beispiel ist der Raucherhusten. Für Bäcker, die dem feinen Mehlstaub jahrelang ausgesetzt sind, ist der Reizhusten eine Berufskrankheit. Auch Medikamente wie zum Beispiel die blutdrucksenkenden ACE-Hemmer können Reizhusten verursachen Dieser Husten zeichnet sich dadurch aus, dass er schmerzhaft und ohne Auswurf ist.
Die erste Phase der Erkältung geht häufig mit einem trockenen Reizhusten einher. In der Regel dauert er nur ein oder zwei Tage. Mögliche Begleitsymptome sind Schnupfen, Fieber, Kopf- und Gliederschmerzen, Halsschmerzen und Heiserkeit.

Der festsitzende Husten mit zähem Auswurf
In der zweiten Phase der Erkältung wird die Schleimproduktion angeregt. Allerdings läuft die Absonderung erst langsam an und der Schleim ist fest und zäh. Die Flimmerhärchen sind zu schwach, um diese Art von Schleim zu bewegen. Auch der Husten kann in diesem Stadium nur sehr bedingt etwas ausrichten. Man fühlt regelrecht, dass der Kopf, die Nase und auch die Lunge zu sind, aber man kann nur sehr schwer etwas gegen diesen Zustand unternehmen.

Der produktive Husten

Die Schleimproduktion kommt jetzt richtig in Gang. Der Flüssigkeitsanteil erhöht sich und das Ganze kann ohne größere Probleme abgehustet werden. Es ist zwar nach wie vor unangenehm, aber der Husten bereitet keine allzu großen Schmerzen mehr. Man fühlt sich befreit und man fühlt, dass man das Schlimmste überstanden hat. Zunächst ist der Auswurf grün oder gelb. Dies deutet darauf hin, dass die Infektion noch im Gange ist und der Körper Viren und Bakterien auswirft. Später wird das Sekret klar. Dann hat man die fremden Eindringlinge endgültig besiegt. Bis zur völligen Genesung ist es nicht mehr weit.

Der trockene Reizhusten in der Schulmedizin

Der trockene Reizhusten ist besonders unangenehm. Er bereitet Schmerzen in der Lunge und im ganzen Brustkorb und bringt keine Erleichterung mit sich. Wenn er längere Zeit anhält oder gar chronisch wird, kann er eine chronische Bronchitis nach sich ziehen. Dies hat dazu geführt, dass man ihn auch den unnützen oder sinnlosen Husten nennt.

Im Rahmen der Schulmedizin setzt man sogenannte Hustenblocker ein. Bekannt ist das Codein, das als Hustensaft und in zahlreichen anderen Darreichungsformen verordnet wird. Es ist ein stark abgeschwächtes Morphin, dessen Wirkung im Gehirn ansetzt. Es erhöht die Reizschwelle im Hustenzentrum und unterläuft damit den natürlichen Hustenreflex. Codein ist rezeptpflichtig und nicht ungefährlich. Es kann die Atmung schwächen und die Darmperistaltik hemmen. Bei Langzeitanwendung kann es gar zu psychischer und körperlicher Abhängigkeit kommen. Vor allem bei Kindern sollte man mit diesem Medikament sehr zurückhaltend sein.

Was tun bei chronischem Reizhusten?

Der Einsatz von schulmedizinischen Hustenstillern sollte eine reine Notfallmaßnahme sein. Diese Medikamente haben nicht nur Nebenwirkungen, sondern sie unterdrücken auch einen lebenswichtigen Reflex unseres Körpers. Bei chronischem Reizhusten, wie zum Beispiel beim Raucherhusten, kann der Einsatz von Hustenstillern dennoch sinnvoll sein. Allerdings sollte man ein natürliches Präparat bevorzugen. Es gibt verschiedene Möglichkeiten:

Schleimdrogen
Schleimdrogen wie Eibischwurzel, Spitzwegerichkraut und Isländisch Moos enthalten, wie der Name vermuten lässt, große Mengen an natürlichem Schleim. Dieser legt sich schützend über die Schleimhaut im Mund- und Rachenraum und vermindert dadurch den Hustenreiz erheblich. Im Gegensatz zu den schulmedizinischen Hustenblockern haben diese Präparate keinerlei Nebenwirkungen, zumindest keine negativen, weil sie das Problem direkt vor Ort angehen und nicht das Hustenzentrum im Gehirn beeinflussen. Spitzwegerich wirkt zusätzlich noch entzündungshemmend und antibakteriell. Isländisch Moos enthält dagegen sehr viele Bitterstoffe, die sich positiv auf die Verdauung auswirken.

Sonnentau
Sonnentau enthält einen Wirkstoff namens Plumbagin. Dank diesem wirkt er krampflösend, entzündungshemmend und antibakteriell. Darüber hinaus stärkt er in niedrigen Dosierungen das Immunsystem. Der Sonnentau ist Bestandteil von Fertigpräparaten. Als Teezubereitung wird er nicht angewendet.

Was tun bei akutem Reizhusten?

Beim akuten Reizhusten liegen die Dinge gänzlich anders. Im Gegensatz zum chronischen Reizhusten birgt er im Normalfall keinerlei Gefahren. Er ist zwar unangenehm und teilweise auch schmerzhaft, aber in der Regel völlig harmlos. Wer den Körper verstehen will, der stellt sich die Frage, warum er zuerst ein oder zwei Tage lang einen trockenen Reizhusten produziert und nicht gleich einen produktiven. Warum quält er sich einen oder zwei Tage lang?

Die einzelnen Phasen des Hustens sind aufeinander abgestimmt. Während dem trockenen Reizhusten bereitet sich der Körper auf die Schleimproduktion und auf die Aktivierung des Immunsystems vor. Damit diese zweite Phase dann korrekt ablaufen kann, sollte man dem Körper die Zeit geben, die er benötigt. Schulmedizinische Hustenblocker sollte man auf gar keinen Fall anwenden. Wenn, dann höchstens einen pflanzlichen. Doch auch hierbei sollte man sich fragen, ob das unbedingt sein muss. Der Körper weiß, was er macht. Warum sollten wir unnötigerweise auf diesen natürlichen Ablauf, der sich seit vielen Jahrtausenden bewährt hat, mit unseren bescheidenen Erkenntnissen störend einwirken?

Es ist ein ganz wichtiger Schritt, Vertrauen zu seinem Körper zu gewinnen. Bei solch banalen Infekten, bei denen man normalerweise wirklich kein großes Risiko eingeht, kann man dieses Vertrauen Schritt für Schritt gewinnen. Beobachten Sie Ihren Körper, verfolgen Sie die einzelnen Stadien und werden Sie sich der Weisheit Ihres Körpers bewusst. Wenn Sie später einmal wirklich krank werden, dann können Sie davon profitieren. Werden Sie sich Ihrer eigenen Heilkräfte bewusst. Das ist der erste Schritt zur wahren Gesundheit. Nur derjenige ist gesund, der keine Medikamente benötigt, auch keine pflanzlichen oder homöopathischen.

Was tun bei Husten mit zähem Auswurf?

Das eben Gesagte gilt auch für die beiden nächsten Stadien des Hustens. Es muss nicht immer gleich ein Medikament oder ein altes Hausmittel zum Einsatz kommen. Trainieren Sie Ihren Körper. Geben Sie ihm die Möglichkeit, die Herausforderung anzunehmen, um daran zu wachsen. Das Vertrauen, das Sie in diesen Situationen gewinnen, kann Ihnen niemand mehr nehmen. Später wird es vielleicht einmal Ihr Leben retten.

Wenn Ihnen das Ganze jedoch über den Kopf wächst und die Symptome das verträgliche Maß übersteigen, gibt es verschiedene natürliche Behandlungsmethoden:

Ätherische Öle
Ätherische Öle werden per Inhalation über die Atemwege oder oral über den Magen-Darm-Trakt aufgenommen. Sie fördern die Durchblutung und haben eine stimulierende Wirkung auf die schleimbildenden Zellen. Durch die vermehrte Schleimproduktion wird die Viskosität des Schleims herabgesetzt, d. h. er wird dünnflüssiger und kann leichter abtransportiert und abgehustet werden. Für die Anwendung bei Husten mit zähem Auswurf eignen sich unter anderem folgende ätherische Öle: Anisöl, Fenchelöl, Fichtennadelöl, Kiefernnadelöl, Pfefferminzöl und Thymianöl. Die Öle sollten nicht überdosiert werden, da sie ansonsten die Bewegung der Flimmerhärchen einschränken könnten.

Saponindrogen
Saponindrogen wirken vermutlich auf zwei Wegen auswurffördernd: Als seifenähnliche Substanzen haben sie die Eigenschaft, die Oberflächenspannung herabzusetzen. Auf diesem Wege tragen sie zu einer Verflüssigung des Schleims bei. Der zweite Wirkmechanismus ist reflektorisch: Sie reizen sensible

183

Nervenfasern im Bereich der Magenschleimhaut und rufen dadurch eine Steigerung der Schleimproduktion in den Bronchien hervor.

Die am häufigsten verwendete Saponindroge ist die Primelwurzel.

Viel trinken
Sie sollten auf jeden Fall ausreichend trinken, mindestens 2–3 l täglich. Durch die Flüssigkeit wird der Schleim dünnflüssiger.

Tee mit Zucker trinken
Süßen Sie Ihren Tee mit Rohzucker. Über osmotische Vorgänge bewirkt der Zucker eine Steigerung der Schleimproduktion.

Was tun bei produktivem Husten?

Wenn das Programm einmal angelaufen ist, brauchen Sie im Grunde genommen nichts mehr zu machen. Gönnen Sie sich Ruhe und geben Sie Ihrem Körper die Zeit, die er benötigt, um wieder Herr der Lage zu werden. Es schadet nichts, wenn Sie weiterhin die Anwendungen durchführen, die unter dem letzten Punkt beschrieben wurden. Wenn es keinen dringenden medizinischen Grund dafür gibt, sollten Sie jetzt auf gar keinen Fall den Husten unterdrücken. Dies könnte gravierende Folgen haben. Die Verschleppung des Hustens und der erneute Ausbruch in wenigen Tagen oder Wochen wäre noch die harmloseste. Es könnte auch eine chronische Bronchitis entstehen.

Medizinische Grundlagen des Hustens im Überblick

Wann entsteht Husten?	● Wenn die Flimmerhärchen zerstört sind ● Wenn der Körper zu viel Schleim produziert
Wann entsteht akuter Husten?	● Wenn Viren und Bakterien bis zur Schleimhaut vordringen ● Bei einer akuten Bronchitis
Wann entsteht chronischer Husten?	● Durch Rauchen ● Bei chronischer Bronchitis ● Bei Asthma ● Bei Herzschwäche
Verschiedene Arten des Hustens:	● Trockener Reizhusten ● Festsitzender Husten mit zähem Auswurf ● Produktiver Husten

Praktische Hinweise zum Husten im Überblick

Ursache suchen:	Husten, der länger als drei bis vier Wochen andauert, muss medizinisch abgeklärt werden. Auch Blut im Auswurf ist ein Alarmsignal. Mögliche Ursachen sind unter anderem Asthma, chronische Bronchitis, Tuberkulose, Bronchialkarzinom und Herzschwäche.

Was tun bei akutem Reizhusten?

Akuter Reizhusten dauert in der Regel nicht länger als zwei oder drei Tage. Er ist harmlos. In dieser Phase der Erkältung bereitet sich der Körper auf die Schleimproduktion vor. Der akute Reizhusten sollte nicht medikamentös unterdrückt werden. Wenn die Symptome zu stark werden, bieten sich pflanzliche Präparate an, deren Schleim sich schützend um die Schleimhaut legt.	Teezubereitungen aus ● Eibischwurzel ● Spitzwegerichkraut ● Isländisch Moos Fertigpräparate mit ● Sonnentau

Was tun bei chronischem Reizhusten?

Schulmedizinische Hustenblocker sollten nur im Notfall eingenommen werden. Sie dämpfen den Hustenreflex im Gehirn und sind nicht ungefährlich. Teilweise können sie auch zu seelischer und körperlicher Abhängigkeit führen. Pflanzliche Schleimstoffdrogen legen sich schützend um die Schleimhaut und lindern den Hustenreiz ohne Nebenwirkungen.	Teezubereitungen aus ● Eibischwurzel ● Spitzwegerichkraut ● Isländisch Moos Fertigpräparate mit ● Sonnentau

Was tun bei Husten mit zähem Auswurf?

Es ist durchaus sinnvoll, dieses Stadium ohne Medikamente zu überstehen. Wenn die Symptome jedoch zu stark werden, empfiehlt sich der Einsatz von auswurffördernden Präparaten (Expektoranzien). Sie fördern die Durchblutung der Schleimhäute, erhöhen die Schleimproduktion, machen den Schleim dünnflüssiger und regen die Flimmerhärchen an, den Schleim schneller abzutransportieren.

Ätherische Öle
- Anisöl
- Fenchelöl
- Kiefernöl
- Pfefferminzöl
- Thymianöl
Saponindrogen
- Primelwurzel

VIEL TRINKEN

Was tun bei produktivem Husten?

Der Körper ist am Ziel seiner Bemühungen angelangt. Er produziert große Mengen an Schleim und hustet ihn ab. Dadurch befreit er sich von Staub, Bakterien und anderen Krankheitserregern. Wenn man möchte, kann man ihn mit pflanzlichen Präparaten unterstützen, das muss aber nicht unbedingt sein. Auf keinen Fall sollte man den Husten jetzt unterdrücken. Das könnte die Entstehung chronischer Krankheiten begünstigen.

Ätherische Öle
- Anisöl
- Fenchelöl
- Kiefernöl
- Pfefferminzöl
- Thymianöl
Saponindrogen
- Primelwurzel

VIEL TRINKEN

Kinderkrankheiten

Meilensteine der persönlichen Entwicklung

Der Traum von der Ausrottung der Kinderkrankheiten

Die Impfkommissionen der westlichen Welt verfolgen einen großen Traum: Mit allen ihnen zur Verfügung stehenden Mitteln versuchen sie, die Kinderkrankheiten auszurotten. Bei den Eltern stoßen sie mit ihrer Vision natürlich auf offene Ohren. Wer schon einmal ein Kind gesehen hat, das einen Keuchhustenanfall erlitt, der wünscht sich nichts sehnlicher als ein geeignetes Medikament oder eine geeignete Impfung, um sein Kind davor zu bewahren. Leider muss man sagen, dass diese Vorgehensweise sehr kurzsichtig ist und gegen besseres Wissen geschieht. Wissenschaftliche Untersuchungen haben nämlich gezeigt, dass die Impfungen die natürliche Entwicklung des Immunsystems empfindlich stören und auf diese Weise den Grundstein für spätere Fehlfunktionen und immunologische Erkrankungen legen. In Westafrika beispielsweise stellte sich heraus, dass die Sterblichkeit von Kindern, die gegen Diphtherie, Tetanus, Kinderlähmung und Keuchhusten geimpft wurden, in den ersten Lebensjahren doppelt so hoch war wie diejenige der Nichtgeimpften. Haupttodesursache waren Malaria und Darminfektionen. Der Traum vom heroischen Sieg über die Kinderkrankheiten wird wohl für die nächsten Jahrzehnte ein Traum bleiben und es bleibt zu hoffen, dass er nicht zum Albtraum wird. Mittlerweile gibt es mathematische Modellrechnungen, die aufgrund der Zusammenhänge, die im Folgenden noch besprochen werden, große Epidemien, auch in der westlichen Welt, vorhersagen. Manche Wissenschaftler rechnen zum Beispiel bis zum Jahr 2050 mit einer großen Masernepidemie in den USA mit möglicherweise mehr als 25 000 Toten. Für Europa und den Rest der Welt sind ähnliche Entwicklungen zu erwarten.

Wie gefährlich sind Kinderkrankheiten, wenn nicht geimpft wird?

Zu den klassischen Kinderkrankheiten zählen Masern, Mumps, Röteln, Dreitagefieber, Scharlach, Keuchhusten und Windpocken. In der Regel sind sie völlig harmlos. Sie gehen zwar mit einem gewissen Leidensdruck einher, auch für die Eltern, hinterlassen aber nur in den seltensten Fällen ernsthafte Schäden.

Die Masernenzephalitis (Hirnentzündung) beispielsweise, die als Komplikation sehr gefürchtet ist, tritt bei Kindern bis zum vierten Lebensjahr nur einmal unter 15 000 Masernerkrankten auf. Und selbst wenn das Kind davon betroffen ist, bedeutet dies noch lange nicht, dass es zwangsläufig zu späteren Komplikationen kommt. Bei 60% der Kinder heilt die Entzündung vollständig aus. Das bedeutet, dass unter 37 500 Kindern, die an Masern erkranken, eines stirbt oder dauerhafte Schäden erleidet. Wenn Operationen und schulmedizinische Medikamente einen ähnlich hohen Sicherheitsstandard bieten würden, wäre dies ein enormer Fortschritt in der Medizin.

Für Mumps gelten ähnliche Zahlen. Von 100 000 Erkrankten erleiden zwei eine Enzephalitis und fünf eine Entzündung des

Hörnervs, die einen Hörverlust nach sich zieht. Die drohende Hodenentzündung, die zu Hodenschrumpfung und Unfruchtbarkeit führen kann, ist fast nur bei Jugendlichen und jungen Männern zu finden. Kinder bleiben normalerweise davon verschont.

Bei Windpocken treten die Komplikationen noch seltener auf. Von 100 000 Windpockenpatienten erleiden im Durchschnitt 1,7 eine Enzephalitis. Von den 45 Kindern, die 1997 daran erkrankten, überstanden 43 diese Krankheit, ohne weitere Schäden zurückzubehalten. Gelegentlich kann es auch zu Herzmuskelentzündung, Hepatitis, Arthritis und Lungenentzündung kommen. Aber auch diese Krankheiten heilen im Normalfall ohne größere Komplikationen ab.

Bei den Röteln stellt die sogenannte Rötelnembryopathie eine gewisse Bedrohung dar. Wenn die künftige Mutter in den ersten vier Schwangerschaftsmonaten an Röteln erkrankt, kann dies zu einer Fehlgeburt oder schweren Missbildungen führen. Wenn sie allerdings die Röteln schon in ihrer Kindheit durchgemacht hat, ist sie immun und es besteht kein Grund zur Sorge. Wenn nicht, ist eine Impfung zu erwägen. Die Rötelnembryopathie tritt in Deutschland jährlich ungefähr 20-mal auf.

Diese Komplikationen dürfen natürlich nicht bagatellisiert werden. Im Ernstfall ist es wichtig, dass eine sofortige schulmedizinische Therapie eingeleitet wird. Aber bevor man Angst und Unsicherheit unter der Bevölkerung verbreitet, sollte man sich die Größenordnung der tatsächlichen Bedrohung vor Augen halten. Trotz aller möglichen Komplikationen gilt nach wie vor, dass Kinderkrankheiten in der überwiegenden Mehrzahl der Fälle harmlos sind und die Gesundheit oder gar das Leben des Kindes nicht bedrohen.

Wie gesund sind Kinderkrankheiten?

Was den Eltern im Normalfall in der Allgemeinarztpraxis verschwiegen wird, ist die Tatsache, dass Kinderkrankheiten sehr viele positive Aspekte haben und für die gesunde Entwicklung des Kindes unbedingt notwendig sind. Dies gilt sowohl für die seelisch-geistige als auch für die körperliche Entwicklung. Viele Eltern berichten, dass ihre Kinder nach der durchgemachten Krankheit viel reifer sind. Dies ist ein Phänomen, das unser ganzes Leben durchzieht: Bis ins hohe Alter hinein sind es meistens die Niederlagen und die Verluste, die persönlichen Katastrophen und die Krankheiten, die uns in unserer Entwicklung einen Schritt nach vorne bringen. Erfolge machen uns glücklich, Niederlagen machen uns weise.

Was für die Seele und den Geist gilt, trifft auch für den Körper zu. Hier bezieht sich die Weiterentwicklung vor allem auf das Immunsystem. Durch langjährige Beobachtungen und wissenschaftliche Auswertungen weiß man heute, dass Masern wesentlich mehr Vorteile als Nachteile mit sich bringen. In Afrika hat sich gezeigt, dass die Kinder nach einer überstandenen Masernerkrankung weniger häufig von Parasiten befallen werden und seltener an Malaria erkranken. In Europa und Nordamerika konnte man nachweisen, dass die Masern einen positiven Einfluss auf die Psoriasis (Schuppenflechte) und das Nephrotische Syndrom (Nierenerkrankung) haben. Die Symptome schwächen sich ab oder verschwinden sogar ganz. Darüber hinaus senken die Masern die Wahrscheinlichkeit, im späteren Leben eine Allergie zu entwickeln, um etwa 50%. Doch damit nicht genug. Die Auseinandersetzung mit dem Masernvirus wirkt sogar vorbeugend auf lebensbedrohliche Krankheiten wie Multiple Sklerose und Krebs. Das Krebsrisiko sinkt um 50%.

Mumps ist für die Entwicklung des Immunsystems und die

spätere Gesundheit genauso wichtig. Wenn das Kind den Kampf gegen das Mumpsvirus durchsteht, sinkt sein Risiko, später an Multipler Sklerose und Eierstockkrebs zu erkranken, erheblich. Auch andere Krebskrankheiten treten in der Folge wesentlich seltener auf. In Anbetracht der Tatsache, dass Krebs mittlerweile in der westlichen Welt die Todesursache Nummer 1 ist und wir immer noch wenige Möglichkeiten haben, diese schwere Erkrankung zu heilen, gewinnen diese Fakten natürlich eine ganz besondere Bedeutung. Die beste Möglichkeit, die uns im Umgang mit Krebs zur Verfügung steht, ist die Vorbeugung. Und hierbei spielen die Kinderkrankheiten eine nicht zu unterschätzende Rolle. Wir sollten die wenigen Chancen, die wir haben, nicht leichtfertig verspielen, nur weil wir nicht mit anschauen wollen, wie unsere Kinder Fieber und Husten erleiden.

Für andere Kinderkrankheiten gilt dasselbe. Die Röteln beispielsweise senken das Risiko, an Krebs und Multipler Sklerose zu erkranken, ebenso wie die Windpocken. Darüber hinaus helfen die Windpocken die Zuckerkrankheit, Diabetes mellitus vom Typ 1, also den jugendlichen Diabetes, zu verhindern. Wenn endlich einmal genügend Forschungsgelder bereitgestellt würden, um den heilsamen Einfluss der Kinderkrankheiten näher zu untersuchen, kämen noch ganz andere Zusammenhänge ans Tageslicht. Vor diesem Hintergrund ist es geradezu paradox, eine Kampagne zur Ausrottung der Kinderkrankheiten ins Leben zu rufen, die übrigens auch von der deutschen Bundesregierung unterstützt wird. Kinderkrankheiten sind gesund. Sie helfen heilen und vorbeugen, allen möglichen Komplikationen zum Trotz. Anstatt sie zu unterdrücken, wäre es sinnvoller, dafür zu sorgen, dass alle Kinder mit den Viren und Bakterien in Kontakt kommen, damit der Durchseuchungsgrad endlich einmal 100% beträgt. Allerdings dürfte dies nicht mit einer Impfung geschehen, sondern auf natürlichem Wege, durch Kontakt mit einem bereits Erkrankten. Die Natur geht nämlich andere Weg als der Schulmediziner mit seiner Spritze. Die Impfung ist nur ein stümperhafter Abklatsch der natürlichen Abläufe und deshalb auch bei Weitem nicht so effektiv.

Was bei der natürlichen Impfung geschieht

Das Immunsystem besteht aus zwei Komponenten – einer unspezifischen und einer spezifischen. Man nennt sie auch die angeborene und die erworbene Abwehr. Bei der natürlichen Impfung gelangen die Erreger der Kinderkrankheiten in der Regel mit der Atemluft oder mit flüssigen Sekreten in den Organismus. In den Schleimhäuten der Nase und der Nasennebenhöhle, des Mund- und Rachenraumes, der Bronchien und des Darmes findet die erste Abwehrschlacht statt. Die unspezifische Abwehr wird aktiviert. Die Durchblutung der Schleimhäute wird gesteigert und zahlreiche Abwehrzellen werden an den Ort des Geschehens transportiert. Große und kleine Fresszellen attackieren die Eindringlinge und fügen ihnen großen Schaden zu.

Einem Teil der Erreger gelingt es, die Schleimhautbarriere und die unspezifische Abwehr zu überwinden und ins Blut vorzudringen. Um sie zu bekämpfen, wird zusätzlich noch die spezifische Abwehr aktiviert. Die Fresszellen arbeiten wie ein Labor: Sie zerlegen die Bakterien und Viren in ihre Bestandteile, analysieren sie und untersuchen ihren pathologischen Wirkungsmechanismus. Anschließend geben sie die Informationen an die sogenannten B-Lymphozyten weiter. Diese produzieren dann ganz spezielle Antikörper, mit deren Hilfe der Feind endgültig besiegt wird. Der ganze Vorgang dauert von der Analyse bis zur Antikörperproduktion etwa vier bis zehn

Tage. In dieser Zeit können sich die Krankheitserreger im Blut und in anderen Geweben vermehren und Krankheitssymptome auslösen.

In einem dritten Schritt setzt der Körper alle Hebel in Gang, damit er diese Krankheit mit all ihren Symptomen nicht noch einmal durchmachen muss. Er bereitet sich sozusagen auf den nächsten Angriff vor. Das Wissen, das er über den Krankheitserreger gewonnen hat, speichert er in sogenannten Gedächtniszellen. Sobald das Bakterium oder der Virus erneut in den Körper eindringt, wird er von Anfang an von der spezifischen und der unspezifischen Abwehr angegriffen. Gegen diese geballte Macht hat er keine Chance. Die Überlegenheit des Körpers ist so groß, dass es im Normalfall nicht einmal zu Krankheitssymptomen kommt. Diesen Zustand nennt man Immunität. Sie hält unter natürlichen Bedingungen ein Leben lang an.

Nachteile der Impfung – mangelhafte Ausbildung der unspezifischen Abwehr

Bei der Impfung werden die Krankheitserreger direkt in das Innere des Körpers, in den Muskel gespritzt. Der Unterschied zur natürlichen Immunisierung besteht darin, dass die Schleimhäute vollkommen übergangen werden. Sie haben keinerlei Möglichkeit, sich mit den Erregern auseinanderzusetzen und neue Informationen zu gewinnen. Ihre Abwehrkräfte werden nicht gefordert und dementsprechend auch nicht gestärkt.

In der weiteren Entwicklung ergibt sich hieraus ein großes Problem. Die Immunkraft eines Menschen beruht auf zahlreichen Wechselwirkungen zwischen dem unspezifischen und dem spezifischen Abwehrsystem. Durch den künstlichen Eingriff des Arztes können diese Wechselwirkungen nicht mehr richtig ablaufen, weil das natürliche Gleichgewicht zugunsten der spezifischen Abwehr verschoben ist und die unspezifische Abwehr ihren Aufgaben nicht mehr gewachsen ist. Welche Auswirkungen dies langfristig hat, kann heute noch niemand sagen, weil das Immunsystem viel zu komplex ist, als dass man es auch nur annähernd überschauen könnte. Eine Möglichkeit ist beispielsweise, dass der Körper aufgrund der geschwächten Schleimhautbarriere eher dazu neigt, Antikörper zu produzieren. Wenn sich diese Mehrproduktion auf die Antikörper vom Typ IgE bezieht, führt diese Entwicklung zwangsläufig in eine Allergie. Auch Autoimmunerkrankungen wie Colitis ulcerosa, Rheuma und Diabetes Typ 1 werden durch diese Konstellation begünstigt.

Interessant an diesen Zusammenhängen ist die Tatsache, dass der kindliche Organismus im ersten Lebensjahr darum bemüht ist, vor allem die unspezifische Immunität zu entwickeln. Das spezifische Immunsystem spielt in dieser Zeit eine eher untergeordnete Rolle. Es scheint so, als wenn die Schleimhautimmunität bzw. das unspezifische Abwehrsystem das Fundament bildet, auf dem die gesamte spätere Abwehr ruht. Durch die künstliche Impfung im ersten Lebensjahr wird diese natürliche Entwicklung auf den Kopf gestellt und das kindliche Immunsystem wird gezwungen, Antikörper zu bilden. Das ist so, als wenn man die Fenster in das erste Stockwerk einpassen will, noch bevor der Keller ausgehoben ist.

Den Immunologen ist dieses Problem schon länger bekannt. Sie haben deshalb Impfstoffe entwickelt, die spezielle Substanzen enthalten, die auch das unspezifische Immunsystem stimulieren sollen. Es bleibt abzuwarten, ob sie dies tatsächlich tun und wenn ja, in welchem Umfang. Das Immunsystem ist so komplex, dass wir noch nicht einmal seine Grundlagen verstanden haben. Es grenzt an Größenwahn, wenn der Versuch unternommen wird, mit diesem rudimentären Wissen das Immunsystem beeinflussen zu wollen. Niemand kann mit Sicherheit sagen, wohin das führen wird. Über Jahrtausende hinweg hat sich zwischen den Krankheitserregern und dem menschlichen Organismus ein subtiles Gleichgewicht entwickelt. Wenn es sich verschiebt, ganz gleich in welche Richtung, sind es wahrscheinlich wir, die darunter zu leiden haben. Die Bakterien können sich sehr schnell an neue Lebensbedingungen anpassen. Wir, die wir höher entwickelt sind, brauchen dafür Generationen. Bis dahin kann viel Schaden angerichtet werden.

Nachteile der Impfung – unterdrückte Symptome werden durch neue ersetzt

Das Wesen der Evolution kommt in den Kinderkrankheiten und ihren Symptomen sehr gut zum Ausdruck. Viele Ärzte und andere Wissenschaftler betonen immer wieder, dass durch die Impfung zahlreiche spezifische Komplikationen verhindert werden. Dies ist durchaus korrekt. Allerdings bedeutet das nicht zwangsläufig, dass es den Kindern dadurch besser geht. Eine Studie in Finnland kam zu dem Ergebnis, dass die Häufigkeit der gefürchteten Masernenzephalitis seit Einführung der Masernimpfung tatsächlich zurückgegangen ist, aber im gleichen Zeitraum die Anzahl der Gehirnentzündungen, die durch andere Bakterien hervorgerufen werden, angestiegen ist. Den Laien mag dies verwundern, für den Evolutionsbiologen ist dies ein ganz natürlicher Vorgang. Wenn nämlich in der Natur ein Bakterium zurückgedrängt wird, dann wird dessen Lebensraum frei. Da die Natur dazu neigt, alle ökologischen Nischen zu besetzen, wandern in diesen frei gewordenen Lebensraum neue Bakterien ein, neue Gefahren für unsere Gesundheit. Es ist überaus naiv zu glauben, dass wir die Welt der Bakterien und Viren beherrschen und nach Belieben manipulieren können. Jede Veränderung, die wir verursachen, bringt andere Veränderungen mit sich. In den meisten Fällen sind dies Veränderungen, die wir weder geahnt noch gewollt haben.

Ein anderes Beispiel ist die Hib-Impfung (Haemophilus influenzae Typ B). Seit Einführung dieser Impfung ist die Anzahl der Erkrankungen erheblich zurückgegangen. In dem gleichen Zeitraum verzeichnet man allerdings auch einen starken Anstieg anderer Infektionen. In Schweden hat sich beispielsweise die Anzahl der schweren Pneumokokkeninfektionen verdreifacht. Wenn man alle bakteriellen Hirnhautentzündungen zusammen nimmt, hat sich die Häufigkeit im Vergleich zu vorher kaum verändert. Es mehren sich auch die Anzeichen, die darauf hindeuten, dass durch die Impfung die Krankheiten nicht aufgehoben, sondern nur aufgeschoben werden, und zwar in ein höheres Lebensalter. Die Anzahl der Erkrankten jenseits der 40 ist heute größer als zuvor.

Nachteile der Impfung – die Komplikationsrate im Erwachsenenalter steigt

Betrachten wir uns zuerst einmal die natürlichen Abläufe vor Einführung der Impfung. Durch die Konfrontation mit den Erregern der Kinderkrankheit wurden das unspezifische und das spezifische Immunsystem gleichermaßen stimuliert und es entwickelte sich eine stabile Immunität. Da die Kinderkrankheiten sehr weit verbreitet waren, kamen die Menschen ihr ganzes Leben lang immer wieder in Berührung mit den Bakterien und Viren. Auf diese Weise wurde das Immunsystem immer wieder gefordert und trainiert. Durch diese ständige Herausforderung entwickelte sich schließlich eine lebenslange Immunität auf hohem Niveau. Kinderkrankheiten im Erwachsenenalter waren deshalb eine Seltenheit.

Heute sieht die Situation gänzlich anders aus, und zwar aus mehreren Gründen. Zum einen umgeht die Impfung die Schleimhaut, sodass die Schleimhautimmunität von vornherein niedriger ist als unter natürlichen Bedingungen. Zum anderen ist der Reiz, der durch die Impfung gesetzt wird, wesentlich niedriger als bei der natürlichen Immunisierung, weil es ja zu keiner Krankheit kommen soll. Wenn der Reiz aber schwächer ist, fällt natürlich auch die Antwort auf diesen Reiz schwächer aus, das heißt, dass der Körper nach der Impfung weniger Antikörper produziert als nach der natürlichen Immunisierung. In der Folge ergibt sich eine schwächere Immunität. Da die Kinderkrankheiten heute nicht mehr so häufig vorkommen wie früher, wird das Immunsystem nicht mehr so häufig mit den Erregern konfrontiert. Der ständige Trainingsreiz fällt dadurch weg und die sowieso schon geschwächte Immunität wird mit den Jahren immer schwächer.

Aus diesem Grund wird heute immer wieder zu Auffrischungsimpfungen aufgerufen. Allerdings wird ihr Nutzen zunehmend infrage gestellt. Nach der zweiten Masernimpfung beispielsweise steigen die Antikörper nur kurzzeitig an. Teilweise fallen sie innerhalb von sechs Monaten wieder auf ihren niedrigen Ausgangswert zurück. Bei kompletter Durchimpfung sind nach der Auffrischungsimpfung höchstens noch 95% wirklich geschützt. Für Deutschland würde das bedeuten, dass nach einer solchen Prozedur mehr als drei Millionen Menschen ohne wirklichen Schutz gegen Masern sind.

In Amerika treffen wir eine ähnliche Situation an. Vor Einführung der Masernimpfung hatten in den USA 99% aller 15-Jährigen Masernantikörper im Blut. 16 Jahre später waren es nur noch 86%. Im Jahr 2001 hatten nur noch 75% der Schulkinder in den USA Antikörper gegen Masern, Mumps und Röteln.

Da die Kinderkrankheiten noch nicht ausgerottet sind, kommt irgendwann einmal der Zeitpunkt, da der Jugendliche bzw. der Erwachsene wieder mit dem Erreger konfrontiert wird. Die Wahrscheinlichkeit, dass er dann erkrankt, ist heute wesentlich höher als vor Einführung der Impfungen. Das Problem dabei ist, dass die Komplikationen im Erwachsenenalter deutlich häufiger auftreten und wesentlich gefährlicher sind als im Kindesalter. In Deutschland stieg beispielsweise die Komplikationsrate bei Masern innerhalb von etwa acht Jahren um fast das Doppelte. In den USA verzehnfachte sich gar die Masernsterblichkeit seit Einführung der Masernimpfung.

Für Mumps gelten ähnliche Verhältnisse. Während im Kindesalter die Entzündung der Hoden kaum in Erscheinung tritt, sind im Erwachsenenalter nahezu 20–30% davon betroffen. Es schrumpft zwar in der Regel nur ein Hoden, sodass die Zeugungsfähigkeit erhalten bleibt, aber der Schaden ist dennoch enorm. Auch die Entzündung der Bauchspeicheldrüse kommt fast nur im Erwachsenenalter vor.

Diese Zusammenhänge sind es, die zu den eingangs erwähnten Modellrechnungen über die mögliche Masernepidemie in wenigen Jahrzehnten geführt haben. Die Bedrohung scheint ernster zu sein, als viele glauben. Es ist tatsächlich gelungen, die Häufigkeit der Kinderkrankheiten zu reduzieren. Das eigentliche Ziel aber, die Senkung der Komplikationen und die Sicherung der Volksgesundheit, wurde nicht erreicht. Ganz im Gegenteil.

Nachteile der Impfung – die Komplikationsrate im Säuglingsalter steigt

Wie die Erwachsenen sind auch die Säuglinge von den Kinderkrankheiten ernsthaft bedroht. Besonders deutlich wird dies zum Beispiel beim Keuchhusten. Kinder müssen zwar auch sehr unter ihm leiden, aber eine wirkliche Bedrohung stellt er in den meisten Fällen nicht dar – wohl aber für die Säuglinge. 50% aller Komplikationen, die heute beim Keuchhusten verzeichnet werden, finden sich bei den Säuglingen. Bei der Sterblichkeit ist die Gefährdung sogar noch größer. 75% aller Menschen, die an Keuchhusten sterben, sind Säuglinge.

Vor Einführung der Impfung waren die Säuglinge sehr gut geschützt. Mütter, die aufgrund einer Keuchhustenerkrankung in ihrer Kindheit eine hohe Immunität besitzen, können diesen Schutz an ihre Kinder weitergeben. Dieses Phänomen nennt man Nestschutz. Noch während der Schwangerschaft gelangen Antikörper der Mutter über die Plazenta in den Kreislauf des ungeborenen Kindes und machen ihn immun gegenüber Keuchhusten. Später wird dieser Schutz über die Muttermilch weitergegeben. In der Regel hält er mehrere Monate an. Im Fall der Hib-Erkrankung (Hämophilus influenzae Typ B) sogar zehn Jahre.

Mütter, die geimpft sind, können ihren Säuglingen diesen wichtigen Nestschutz nicht vermitteln. Ihre Immunität reicht dafür nicht aus. Dieser Umstand führt dazu, dass Säuglinge heute gefährdeter sind denn je. Während beispielsweise Masern bei Säuglingen früher eine Seltenheit waren, sind sie heute schon fast ein Normalzustand. 1992 waren in den USA 25% der Erkrankten Säuglinge. Tendenz steigend.

Was tun? Theoretisch könnte man aufgrund dieser besorgniserregenden Entwicklung die Kinder noch früher impfen, vielleicht sogar direkt nach der Geburt. In der Praxis hat sich jedoch gezeigt, dass dies nicht besonders sinnvoll ist. In den ersten Monaten setzt der Körper nämlich alles daran, seine unspezifische Abwehr zu stärken. Die Antikörperbildung, die durch die Impfung erzwungen wird, fällt deshalb viel zu schwach aus, als dass sie eine Immunität bewirken könnte. Ausreichende Mengen an Antikörpern lassen sich erst ab dem sechsten Lebensmonat provozieren. Vieles spricht dafür, dass selbst dieser Zeitpunkt noch viel zu früh ist.

Wir können es drehen und wenden, wie wir wollen: Durch die künstliche Immunisierung haben wir den natürlichen Schutz der Säuglinge verspielt. Komplikationen und Todesfälle, die in dieser Altersgruppe auftreten, gehen fast vollständig zulasten der Schulmedizin und all derer, die die Impfung befürworten.

Nachteile der Impfung – Impfschäden

Impfschäden sind seit Langem ein großes Problem. Die Impfseren enthalten neben dem eigentlichen Wirkstoff zahlreiche andere Substanzen, die potenziell gefährlich sind. Zu ihnen gehören unter anderem Formaldehyd und Quecksilber. Sie werden beigemischt, um das Wachstum schädlicher Bakterien und Viren zu verhindern und die Sicherheit des Impfstoffes zu gewährleisten. Da diese Substanzen nur in relativ geringen Mengen enthalten sind, geht man im Allgemeinen davon aus – zumindest tun dies die Impfbefürworter –, dass sie bedenkenlos angewendet werden können und keine Gefahr für die Gesundheit darstellen.

Für die überwiegende Mehrheit der Kinder mag dies tatsächlich zutreffen, nicht jedoch für alle. Diese Substanzen sind starke Zell- und Nervengifte. Darüber hinaus sind sie in der Lage, Allergien auszulösen und das Erbgut zu schädigen. Empfindliche Kinder können deshalb durchaus negativ auf sie reagieren. Die Konsequenzen sind dramatisch. Als mögliche Spätschäden können allergische Erkrankungen, Autoimmunerkrankungen, Abwehrschwäche, Diabetes, Autismus, Multiple Sklerose und viele andere Krankheiten auftreten. Dies geht sogar bis hin zu Schwerstbehinderungen, die ein selbstständiges Leben unmöglich machen.

In Amerika werden jedes Jahr mehr als 10 000 Fälle von Impf-schäden gemeldet. Bisher wurden knapp eine Milliarde Dollar Schadensersatz an die Betroffenen bzw. deren Hinterbliebene ausbezahlt. In Deutschland sind die Zahlen deutlich niedriger: Hier werden jährlich nur knapp 200 Impfschäden anerkannt. Insgesamt waren bis zum Jahr 1995 etwa 2400 Schwerbehinderungen als Impfschaden erfasst.

Dies ist jedoch nur die Spitze des Eisbergs. Es ist überaus schwierig, eine Erkrankung als Impfschaden zu entlarven. Es steht heute außer Frage, dass die Hib-Impfung (Hämophilus influenzae Typ B) das Risiko, an Diabetes Typ 1 zu erkranken, erhöht. In Finnland beispielsweise stieg die Wahrscheinlichkeit seit Einführung der Impfung um 60%. In den USA erhöhte sich die Anzahl der Diabetiker vom Typ 1 innerhalb von zehn Jahren um zusätzliche 20 000 bis 27 000 Betroffene. In Deutschland geht man davon aus, dass durch diese Impfung jährlich etwa 260 Menschen zu Diabetikern vom Typ 1 werden. Für manch einen Impfbefürworter sind das Randerscheinungen und eigentlich gar nicht der Rede wert. Diese Situation wird sogar so weit heruntergespielt, dass viele es nicht einmal für nötig halten, die Eltern über das mögliche Risiko aufzuklären.

Jetzt aber zu dem eigentlichen Problem: Wer will schon sagen, ob ein Diabetes Typ 1, der bei einem Zehnjährigen auftritt, auf eine Hib-Impfung im ersten Lebensjahr zurückzuführen ist oder nicht? Selbst wenn die Symptome nur drei Monate nach der Impfung auftreten, kann nicht mit Sicherheit gesagt werden, dass die Impfung diese Krankheit verursacht hat.

Für die EU ist dies anscheinend kein besorgniserregender Zustand. Sie gibt heute mehr Geld für Impfkampagnen aus als für die Erforschung der möglichen Nebenwirkungen. Die meisten Forschungen und Studien überlässt sie den Pharmakonzernen, die anscheinend mehr Geld dafür übrig haben.

Dass man damit den Bock zum Gärtner macht, stört von den Verantwortlichen nur die wenigsten.

Die traurige Tatsache: Wir wissen nicht, wie gefährlich die Impfungen wirklich sind. Wir wissen nicht, wie viele Schwerkranke und Schwerbehinderte ihr Leid ertragen müssen, nur weil sie geimpft wurden. Wir wissen auch nicht, wie viele Allergiker und wie viele Diabetiker, wie viele Rheumatiker und wie viele Krebskranke, wie viele Autisten und wie viele Patienten, die an Multipler Sklerose leiden, gesund wären, wenn sie nicht geimpft worden wären. Und obwohl wir es nicht wissen, impfen wir munter weiter.

Forderung an die Schulmedizin

Ein uralter Grundsatz der Medizin lautet »Primum nil nocere« – »In erster Linie nicht schaden«. Dies ist einer der wichtigsten und gehaltvollsten Sätze der gesamten Medizingeschichte. Leider wird er heute, im Zeitalter der Nebenwirkungen, überhaupt nicht mehr beherzigt. Die moderne Medizin hat eine gänzlich andere Richtung eingeschlagen und vertritt ganz andere ethische und moralische Prinzipien.

Für die Kinderkrankheiten und deren Impfungen gilt dies in besonderem Maße. Die Verhältnisse, die wir in diesem Bereich vorfinden, sind geradezu grotesk. Von ungefähr 20 000 Masernkranken bekommt ein einziger eine Enzephalitis, die mit Spätschäden oder gar mit dem Tod einhergeht. Damit dieser eine Patient diese schweren Komplikationen nicht erleiden muss, impft man die restlichen 19 999, die diese harmlose Krankheit ohne größere Schwierigkeiten überstehen würden, und setzt sie damit zahlreichen Gefahren aus.

Ist das wirklich intelligent? Wohl kaum. Das Ziel der Medizin sollte es sein, diejenigen, die der Krankheit nicht gewachsen sind, ausfindig zu machen, um sie vor den dramatischen Konsequenzen zu bewahren. Das wäre eine wirklich intelligente Vorgehensweise, die niemandem schaden würde. Da sie dazu noch nicht in der Lage ist, sollten sich ihre Bemühungen darauf richten, das medizinische Wissen so weit zu verbessern, dass sie für den Notfall gerüstet ist.

Diese beiden Ansätze sind es, die es den Ärzten ermöglichen, den Kranken und Bedürftigen zu helfen und lebensbedrohliche Komplikationen abzuwenden. Sie sind es, die intensiver verfolgt werden sollten. Zum Glück gibt es tatsächlich solche Entwicklungen. Zum Beispiel empfiehlt die WHO, den Masernerkrankten an zwei aufeinanderfolgenden Tagen jeweils 200 000 IE (internationale Einheiten) Vitamin A hoch dosiert zu verabreichen. Dadurch sinken nämlich die Komplikationsrate und die Sterblichkeit um bis zu 66% – und das ganz ohne Nebenwirkungen. Für das oben angeführte Beispiel würde dies bedeuten, dass eine schwere oder gar tödliche Komplikation nur einmal unter 75 000 Masernkranken vorkommt. Vor einer solchen Leistung lohnt es sich, den Hut zu ziehen: »Primum nil nocere« – »In erster Linie nicht schaden«.

Wann sollte trotzdem geimpft werden?

Es gibt Kinder, die ständig krank sind. Aus den unterschiedlichsten Gründen haben sie eine schwache Konstitution und ein geschwächtes Immunsystem. Für solche Kinder könnten die Kinderkrankheiten eine zu starke Belastung darstellen, was eventuell zu den beschriebenen Komplikationen führen könnte. Um diese Gefahr abzuwenden, kann es sinnvoll sein, eine Impfung durchzuführen. Allerdings muss man sich darüber im Klaren sein, dass man dem kleinen Patienten damit ein wichtiges Immuntraining vorenthält und dass dadurch die Situation des Kindes nicht verbessert wird – ganz im Gegenteil. Das sowieso schon geschwächte Immunsystem wird dadurch noch schwächer. Nach der Impfung, oder am besten schon davor, ist es deshalb überaus wichtig, die eigentliche Krankheit zu behandeln und eine biologische Immuntherapie durchzuführen.

Was tun?

In Deutschland besteht keine Impflicht. Es bleibt also den Eltern überlassen, ob sie ihr Kind impfen lassen oder nicht. So weit die Theorie. Wie so oft sieht die Praxis ganz anders aus. Den Pharmakonzernen und den Impfaposteln ist es gelungen, eine hysterische Grundstimmung in Bezug auf die Impfungen zu erzeugen. Teilweise hat man den Eindruck, dass heute Masern, Mumps und Röteln mit Pest und Cholera verwechselt werden. Manche Kinder sollen sogar vom Kindergarten ausgeschlossen werden, nur weil sie nicht geimpft sind – sie könnten ja gefährliche Epidemien auslösen. (Wenn das wirklich der Fall sein könnte, dann wäre die Impfung der anderen Kinder nicht besonders wirksam.)

Der Allgemeinarzt steht aufgrund dieser Entwicklung mehr oder weniger unter Zugzwang. Wenn er einem Elternpaar nicht ausdrücklich die Impfung nahelegt und dieses Kind eine Enzephalitis oder eine andere Komplikation erleidet, dann wird er an den Pranger gestellt. Sehr schnell finden sich Tageszeitungen, Funk und Fernsehen ein, die über ihn herziehen und ihn als verantwortungsloses, herzloses Monster darstellen. Auch ärztliche Kommissionen treten dann sehr schnell auf den Plan, die den Fall ganz genau untersuchen und ihm eventuell sogar seine Approbation entziehen. Wenn dagegen ein Impfschaden passiert und das Kind sein ganzes Leben lang behindert ist, dann ist das zwar sehr bedauerlich, aber nur ein Unfall. Dem Arzt wird niemand einen Strick daraus drehen. Er kann seine Praxis ohne jede Beeinträchtigung weiterführen und nach wie vor kann er so viel impfen, wie er möchte.

Entgegen aller Hysterie und allen Indoktrinationen seitens der Impfkommissionen und der Pharmakonzerne mehren sich heute trotzdem die Stimmen, die dem Impfen eher skeptisch gegenüberstehen. Allen voran die anthroposophischen und homöopathischen Ärzte. Auch viele andere Naturheilkundler wehren sich zunehmend gegen die Massenimpfungen, die ohne Rücksicht auf die individuelle Konstitution und Gesundheit durchgeführt werden. Sie sind der Meinung, dass dadurch mehr Schaden als Nutzen angerichtet wird und dass die ganze Thematik wesentlich differenzierter und auch individueller betrachtet werden müsse.

Es empfiehlt sich, einen solchen Arzt aufzusuchen, um mit ihm die Situation des Kindes zu erörtern und anschließend eine Entscheidung zu treffen, die dem Kind gerecht wird und nicht irgendwelchen Visionen, die weitab der natürlichen Realität gesponnen werden.

Medizinische Grundlagen der Kinderkrankheiten im Überblick

Kinderkrankheiten:	
Masern, Mumps, Röteln, Dreitagefieber, Scharlach, Keuchhusten und Windpocken	Kinderkrankheiten sind wichtige Einrichtungen der Natur, mit deren Hilfe das Immunsystem der Kinder aktiviert wird. In der Regel sind sie völlig harmlos. Sie heilen normalerweise aus, ohne irgendwelche Spätschäden zu hinterlassen.

Gesundheitsdienlicher Nutzen der Kinderkrankheiten:

Masern	• heilende Wirkung bei chronischen Erkrankungen wie z. B. Psoriasis (Schuppenflechte) und Nephrotisches Syndrom (Nierenerkrankung) • reduzieren die Anfälligkeit für Parasiten und Infektionskrankheiten. • vermindern die Anfälligkeit für Multiple Sklerose. • senken das Allergierisiko um 50%. • senken das Krebsrisiko. • senken das Diabetesrisiko Typ 1.
Mumps	• senkt das Diabetesrisiko Typ 1. • senkt das Krebsrisiko. • senkt das Risiko, an Multipler Sklerose zu erkranken.
Röteln	• senken das Diabetesrisiko Typ 1. • senken das Krebsrisiko. • senken das Risiko, an Multipler Sklerose zu erkranken.
Windpocken	• senken das Diabetesrisiko Typ 1. • senken das Krebsrisiko.

Überaus seltene, aber gefährliche Komplikationen der Kinderkrankheiten:

Masern	• Enzephalitis (Hirnentzündung) • Subakute sklerosierende Panenzephalitis
Mumps	• Hörschädigung • Hodenentzündung • Pankreatitis (Bauchspeicheldrüsenentzündung)

Röteln	● Rötelnembryopathie
Scharlach	● Meningitis (Hirnhautentzündung) ● Sepsis (Blutvergiftung) ● Rheumatisches Fieber ● Herzmuskelentzündung ● Nierenentzündung
Keuchhusten	● Besonders gefährdet sind Säuglinge. Bei ihnen können die Atempausen zum Ersticken führen.
Windpocken	● Meningoenzephalitis (Entzündung der Hirnhäute und des Gehirns)
Schädliche Folgen durch Impfungen:	● Mangelhafte Ausbildung der unspezifischen Abwehr ● Unterdrückte Krankheiten und Symptome werden durch neue ersetzt. ● Anstieg der Komplikationsrate im Erwachsenenalter ● Anstieg der Komplikationsrate im Säuglingsalter ● Anstieg der Wahrscheinlichkeit künftiger Epidemien ● Möglicherweise Impfschäden
Impfschäden:	

Als Impfschaden können unter anderem folgende Symptome und Krankheiten auftreten:	● Immunschwäche
	● Allergien
	  Asthma bronchiale
	  Heuschnupfen
	  Neurodermitis
	● Autoimmunerkrankungen
	  Diabetes
	  Colitis ulcerosa

Rheuma
Magengeschwüre Typ A
- Multiple Sklerose
- Lernschwierigkeiten
- Verhaltensstörungen
- Autismus

Praktische Hinweise zu den Kinderkrankheiten im Überblick

Was tun?	
1. Schritt	• Überblick über das Thema verschaffen. Im Buchhandel gibt es mittlerweile zahlreiche Bücher zum Thema Impfkritik.
2. Schritt	• Naturheilkundlichen Arzt aufsuchen, der dem Impfen gegenüber skeptisch ist. Mit diesem die individuelle Situation des Kindes ausloten und eine Entscheidung treffen, die den Bedürfnissen des Kindes gerecht wird.
Was Sie nicht tun sollten:	• Auf keinen Fall sollten Sie das Fieber während einer Kinderkrankheit mit fiebersenkenden Medikamenten behandeln. In Afrika stieg dadurch die Sterblichkeit um 700%.

Magensäureüberproduktion

Natürliche Entsäuerung für den Körper

Die Zusammenhänge, die in diesem Kapitel beschrieben werden, sind sehr komplex und für Nichtmediziner nicht ganz einfach nachzuvollziehen – dennoch sollten Sie die Flinte nicht gleich ins Korn werfen. Ich kann Ihnen versprechen, dass Ihre Ausdauer belohnt werden wird. Nachdem Sie die folgenden Seiten gelesen haben, werden Sie Sodbrennen, saures Aufstoßen, Magenschleimhautentzündung und Zwölffingerdarmgeschwüre mit gänzlich anderen Augen sehen. Sie werden auch verstehen, warum die herkömmliche schulmedizinische Therapie diese Krankheiten nicht heilen kann und, zumindest langfristig betrachtet, den Patienten mehr Schaden als Nutzen bringt.

Die Aufgabe der Magensäure

Im Magen werden täglich etwa 2–3 l Magensaft produziert. Dieser besteht neben Verdauungsenzymen und anderen Faktoren hauptsächlich aus Salzsäure. Diese Salzsäure erfüllt verschiedene Funktionen. Sie

- aktiviert das eiweißspaltende Enzym (Umwandlung von Pepsinogen in Pepsin),
- stellt den richtigen pH-Wert ein, bei dem dieses Enzym optimal arbeiten kann,

- spaltet Eiweiße und trägt damit wesentlich zur Verdauung der Nahrung bei,
- zerstört Bakterien und andere Mikroorganismen und bildet eine lebenswichtige Barriere für Krankheitserreger, die mit der Nahrung aufgenommen werden.

Die Schutzmechanismen im Magen

Die Magensäure ist sehr aggressiv. Sie hat einen pH-Wert zwischen 1,0 und 2,0. Wenn Sie Ihren Finger in sie hineinhalten würden, könnten Sie zusehen, wie er in kürzester Zeit verdaut werden würde. Damit dieses Szenario nicht mit Ihrer Magenwand passiert und der Magen sich nicht selbst verdaut, hat die Natur verschiedene Schutzmechanismen entwickelt.

Schutzmechanismen im Magen

- Die Nebenzellen bilden Schleim, der sich auf die Magenwand legt und die aggressive Salzsäure fernhält.
- Zwischen der Schleimschicht und der Magenwand befindet sich eine alkalische Substanz (Bicarbonat HCO_3^-), die in der Lage ist, Säuren abzupuffern und zu neutralisieren.
- Die Membranen der Oberflächenzellen der Magenwand sind bis zu einem gewissen Grad säureresistent. Umso mehr, je besser sie durchblutet werden.

Die Harmonie im Magen

Zwischen den aggressiven und den schützenden Mechanismen besteht im Normalfall ein fließendes Gleichgewicht. Die schützenden Faktoren werden so bemessen, dass sie der Säure standhalten und Verletzungen an der Magenwand verhindern können. Wenn wir beispielsweise eine deftige Mahlzeit zu uns nehmen, wird automatisch die Verdauung angeregt und mehr Salzsäure produziert. Gleichzeitig werden Magen und Darm stärker durchblutet. Wir spüren das daran, dass wir nach dem Essen müde werden, weil unser Gehirn und unsere Muskeln entsprechend weniger mit Blut versorgt werden. Für die Zellen in der Magenwand ist diese Mehrdurchblutung enorm wichtig. Auf diese Weise wird ihre Widerstandskraft gegen die Säure gesteigert.

Mit zunehmendem Alter büßen diese schützenden Mechanismen wie viele andere Organe und Gewebe immer mehr ihre Funktionstüchtigkeit ein. Die Schleimproduktion und die Durchblutung der Magenwand werden verringert, sodass der Schutz nicht mehr in dem Maße gewährleistet ist wie früher. Gleichzeitig geht auch die Säureproduktion zurück. Der ältere Mensch kann dann zwar nicht mehr so viel essen wie früher und die Nahrung, die er zu sich nimmt, nicht mehr ganz so gut aufspalten und verwerten, aber die Funktionsfähigkeit des ganzen Systems bleibt erhalten, wenn auch auf einem niedrigeren Niveau.

Die Auslöser der Magensäureüberproduktion

Es gibt Situationen, in welchen die Säureproduktion übermäßig stark angeregt wird und die aggressiven Mechanismen die Oberhand gewinnen. Die überschüssige Säure kann nicht mehr abgepuffert werden, gelangt daraufhin bis an die Magenwand und richtet Schäden am eigenen Gewebe an. Krankheitsbilder, die hierdurch hervorgerufen werden können, sind Sodbrennen, saures Aufstoßen, Entzündung der Magenschleimhaut, Magen- und Zwölffingerdarmgeschwüre.

Die Ursachen für eine gesteigerte Magensäureproduktion lassen sich in drei Gruppen zusammenfassen:

Ursachen für gesteigerte Magensäureproduktion

● Chemisch-toxische Ursache: meist Alkohol, Nikotin, Kaffee, falsche Ernährung und Medikamente (z. B. nichtsteroidale Antirheumatika wie Aspirin®)
● Bakterielle Ursache: meist Helicobacter pylori
● Psychische Ursache: Aggressionen, Wut, Ärger und Stress

Der Körper regt die Säureproduktion selbst an

Die Schulmedizin sieht den Körper als passives Opfer. Sie geht davon aus, dass die Säureproduktion von schädlichen Substanzen wie Kaffee, Nikotin, Alkohol und Medikamenten angeregt wird, nur weil diese bestimmte Rezeptoren besetzen und dadurch einen chemischen Reiz auslösen. Das Gleiche gilt ihrer Meinung nach auch für die psychosomatische Ebene. Hier sind es Wut und Stress, die den Parasympathikus (Vagus) irritieren und übermäßig stimulieren und auf diesem Wege die Überproduktion von Magensäure auslösen.
Es scheint gerade so, als wäre der Arzt die einzige Instanz hier auf Erden, die aktiv und sinnvoll das Körpergeschehen beeinflussen könne. Wenn dem wirklich so wäre und der Körper den äußeren Bedingungen so stark ausgeliefert wäre, wie hier angenommen, wären wir wohl schon lange ausgestorben.
Der Körper ist nicht passiv, ganz im Gegenteil: In jeder Sekunde seines Lebens reagiert er aktiv auf die äußeren Einflüsse, und zwar auf die bestmögliche Art und Weise. Wenn die Säurereproduktion steigt, dann ist dies nicht durch irgendwelche äußeren Einflüsse hervorgerufen. Es ist ein aktiver Prozess,

mit welchem der Körper auf die äußere Situation reagiert, um sich am Leben zu erhalten. Und wenn er dabei so weit geht, dass er sogar Schäden an der Magenwand in Kauf nimmt, dann ist dies ein Hinweis darauf, dass der äußere Einfluss sehr schädlich ist und eine noch viel größere Gefahr darstellt als die Verletzung der Magenwand. Der Körper entscheidet sich in der Regel für das kleinere Übel.

Säuren und Basen

Die Frage, die sich an diesem Punkt stellt, ist natürlich die Frage nach der Ursache. Warum erhöht der Körper die Säureproduktion? Welchen Nutzen hat er davon? Um sie beantworten zu können, benötigen wir ein klein wenig Chemie. Keine Angst, es bleibt für jeden verständlich.

Die Salzsäure wird in der Magenwand von den sogenannten Belegzellen gebildet. Die Ausgangssubstanz für diese chemische Reaktion ist die Kohlensäure (H_2CO_3) – eine schwache Säure, die sich aus dem Zusammenwirken von Wasser und Kohlendioxid bildet. Diese Kohlensäure wird in den Belegzellen in zwei Bestandteile zerlegt – einen sauren (H^+) und einen basischen (HCO_3-). Im Rahmen der Schulmedizin betrachtet man nur die eine Seite der Medaille, nämlich das H^+. Es wandert in den Magen und verbindet sich hier mit einem Chlorion (Cl^-) zu Salzsäure (HCl).

Für all diejenigen, die in der chemischen Formelsprache bewandert sind:

1) $H_2O + CO_2 \rightarrow H_2CO_3$
2) $H_2CO_3 \rightarrow H^+ + HCO_3^-$
3) $H^+ + Cl^- \rightarrow HCl$

Der basische Anteil der Reaktion – das HCO_3^- (Bicarbonat) –, der stets außer Acht gelassen wird, ist jedoch nicht weniger wichtig. Genau genommen ist er einer der wertvollsten Bausteine unserer Gesundheit. Er ist der Grund dafür, warum der Körper die Säureproduktion anregt und all die möglichen Nachteile in Kauf nimmt. Es ist nicht zu verstehen, warum er immer wieder übersehen wird, denn er ist der Schlüssel zum Verständnis der Zusammenhänge. Mit seiner Hilfe lässt sich die Widersinnigkeit der schulmedizinischen Vorgehensweise erkennen und eine sinnvolle Therapie im Einklang mit den Bedürfnissen des Körpers entwickeln. Betrachten wir uns deshalb den Säure-Basen-Haushalt ein wenig genauer.

Das optimale Milieu

Jedes Lebewesen benötigt ein optimales Milieu, in dem es leben und gedeihen kann. Die Reispflanze beispielsweise wächst am besten bei einem pH-Wert zwischen 5,0 und 6,5. Weizen und Gerste benötigen einen pH-Wert zwischen 6,6 und 7,9. Wenn die tatsächlichen Werte von diesem Optimum abweichen, wird die Pflanze krank oder sie stirbt. Ähnliches gilt für Tiere. Lachse können sich in Wasser, das einen pH-Wert unter 5,5 hat, nicht mehr vermehren. Für Wasserflöhe bedeutet dieser Wert gar den Tod. Karpfen sind etwas säureresistenter als Wasserflöhe, aber auch für sie gibt es eine Grenze, und die liegt bei 4,0.
Der pH-Wert spielt auch in unserem Organismus eine wesentliche Rolle. Jedes Organ und jedes Gewebe ist auf ein bestimmtes Milieu angewiesen, um optimal funktionieren zu können. Im Blut beispielsweise liegt dieser Wert zwischen 7,38 und 7,42. Das Bindegewebe braucht einen Wert zwischen 7,0 und 7,1 und das Muskelgewebe kann nur dann seine maximale Leistung erbringen, wenn der pH-Wert etwa 6,9 beträgt.

Ganz andere Werte treffen wir in den Verdauungsorganen an. Im Magen sollte sich der Wert irgendwo zwischen 1,0 und 2,0 einpendeln, im Dünndarm dagegen zwischen 7,5 und 8,8, und im Dickdarm kann sich die Gesundheit optimal entfalten, wenn der pH-Wert bei 6,0 liegt.

Der Säure-Basen-Haushalt

Der Säure-Basen-Haushalt ist ein sehr komplexes System, das durch zahlreiche Faktoren beeinflusst wird. Die größte Gefahr, die sich hieraus für unsere Gesundheit ergibt, ist die Übersäuerung. Vieles von dem, was unser modernes Leben kennzeichnet, bringt uns dieser Gefahr einen Schritt näher. Alkohol, Nikotin, Kaffee, Bewegungsmangel, Stress, Umweltvergiftung, Lärm und Elektrosmog sind nur einige Beispiele hierfür. Auch die ungesunde Ernährung trägt in immer größerem Maße zur Übersäuerung bei. An vorderster Stelle stehen Nahrungsmittel wie Fleisch, Wurst, weißes Mehl und weißer Zucker und mit ihnen auch Schokolade, Kuchen, Torte, Limonade und viele andere mehr.

Unser Körper sieht sich vor eine schwierige Aufgabe gestellt: Er muss das Gleichgewicht zwischen Säuren und Basen aufrechterhalten und die überschüssigen Säuren ausscheiden. Damit diese nicht die empfindlichen Schleimhäute im Darm und in den Nieren verätzen und chronische Entzündungen auslösen, muss er sie abpuffern. Dies geschieht mit basenbildenden Mineralien wie Kalium, Kalzium, Magnesium, Eisen, Mangan, Kupfer und Zink. Da diese Mineralien aber nur in begrenztem Umfang zur Verfügung stehen und er sie darüber hinaus auch für andere lebenswichtige Aufgaben dringend benötigt – z. B. Knochenaufbau, Blutbildung, Aktivierung des Immunsystems –, muss er sparsam sein und streng mit ihnen haushalten. Auf der einen Seite muss er der Übersäuerung entgegenwirken, auf der anderen muss er einen handfesten Mineralstoffmangel verhindern.

Aufgrund der ungesunden Lebensweise reichen manchmal die Mineralien einfach nicht aus. Die überschüssigen Säuren werden dann nicht ausgeschieden, sondern irgendwo im Körper – im Bindegewebe – abgelagert. Dies ist der Anfang der Übersäuerung und in vielen Fällen auch der Anfang einer chronischen Krankheit.

Die Übersäuerung und ihre Folgen

Um zu verstehen, warum die Übersäuerung solch fatale Auswirkungen auf unsere Gesundheit hat, ist es wichtig, einige Grundlagen zu kennen. Keine Angst, es bleibt auch weiterhin verständlich.

Der Ort, an dem die Übersäuerung stattfindet, ist der Raum zwischen den Körperzellen. Man nennt diesen Raum Zwischenzellraum (Interzellularraum) oder auch Bindegewebe. Wie diese Namen vermuten lassen, haben die Schulmediziner diesem Gewebe lange Zeit keine besondere Bedeutung beigemessen. Sie sahen in ihm lediglich eine Randerscheinung, deren einzige Aufgabe es ist, die wirklich wichtigen Bestandteile des Körpers – die Zellen – miteinander zu verbinden.

Der Mediziner Dr. Alfred Pischinger räumte mit diesem Irrtum auf. Er untersuchte das Bindegewebe in den Sechziger- und Siebzigerjahren des letzten Jahrhunderts und machte dabei bahnbrechende Entdeckungen. Durch seine Erkenntnisse wandelte sich das Bild radikal. Das Bindegewebe, das man bis dahin kaum beachtete, wurde plötzlich zum Protagonisten, der die Fäden in der Hand hält und die Gesundheit des Menschen maßgeblich beeinflusst. Jetzt hieß es plötzlich, dass alle Organzellen existenziell von der intakten Funktion des Bindegewebes abhängig sind und dass Organerkrankungen die Folge einer Schädigung dieses Gewebes sind.

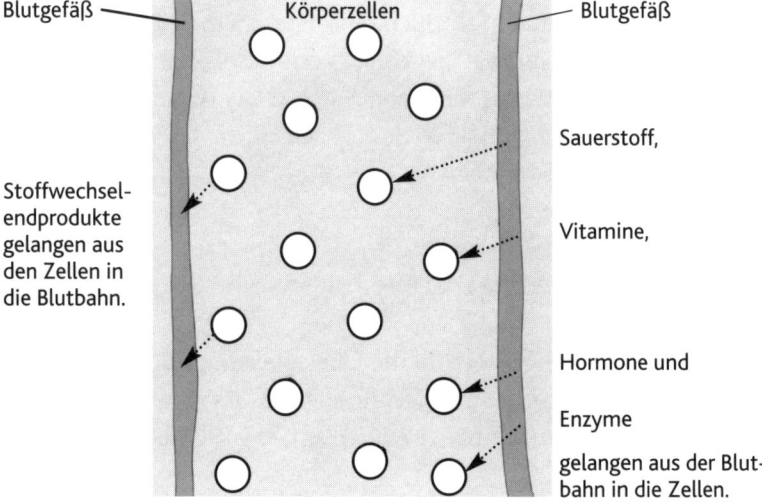

Blutgefäß — Körperzellen — Blutgefäß

Sauerstoff,

Stoffwechselendprodukte gelangen aus den Zellen in die Blutbahn.

Vitamine,

Hormone und

Enzyme

gelangen aus der Blutbahn in die Zellen.

Dazu muss man wissen, dass die Körperzellen nicht direkt mit den Blutgefäßen verbunden sind. Das bedeutet, dass sämtliche Substanzen, die die Zelle zum Leben benötigt und die mit dem Blut angeliefert werden – Sauerstoff, Vitamine, Mineralien, Nährstoffe, Hormone, Enzyme und viele andere mehr –, aus der Blutbahn austreten und durch das Bindegewebe wandern müssen, um zu der Zelle zu gelangen. Auch die Stoffe, die im Rahmen des Stoffwechsels als Abfallprodukte in der Zelle anfallen, müssen diesen Weg nehmen, nur eben in umgekehrter Richtung. In den Jahrzehnten nach Pischinger wurde auch noch entdeckt, dass nicht nur Stoffe über das Bindegewebe weitergeleitet werden, sondern auch Informationen in Form von elektromagnetischen Impulsen. Das Bindegewebe (bzw. der Zwischenzellraum) verbindet also nicht nur die Zellen miteinander, sondern es ist darüber hinaus ein wichtiges

Transportmedium, das die lebenswichtige Versorgung der Körperzellen und die Abfallentsorgung gewährleistet.

Vor diesem Hintergrund ist es leicht verständlich, warum das Bindegewebe eine solch immense Bedeutung für unsere Gesundheit hat. Es kann mit dem Straßen- und Telefonnetz verglichen werden. Beide sind sie für den Transport von Waren und Informationen zuständig und beide sind sie für das Funktionieren unserer Gesellschaft essenziell. Ohne den Austausch von Waren und Informationen könnten wir nicht überleben. Wir würden keine Nahrungsmittel mehr von außen erhalten und niemand könnte mehr den Müll abtransportieren, der sich sehr schnell auftürmen würde.

Genau diese Bedeutung hat das Bindegewebe für unsere Gesundheit. Es versorgt die Körperzellen mit lebenswichtigen Substanzen und entsorgt den angefallenen Müll. Gesundheit kann sich nur da einstellen, wo das Bindegewebe frei geräumt ist und einen reibungslosen Transport von Nährstoffen, Stoffwechselendprodukten und Informationen zulässt.

Mit unserer ungesunden Lebensweise tragen wir nicht gerade zu einer Entschlackung bei. Viele Substanzen sammeln sich in unserem Körper an. Stoffwechselschlacken, Umweltgifte, überschüssige Eiweiße und Fette gehören ebenso dazu wie Säuren. Sie reichern sich im Bindegewebe an und verstopfen mit der Zeit immer mehr die Transportwege in unserem Organismus. Dies hat fatale Folgen: Zum einen können die Zellen nicht mehr so gut mit Vitaminen, Mineralien und anderen Nährstoffen versorgt werden, sodass sie einen Teil ihrer Leistungs- und Funktionsfähigkeit verlieren. Zum anderen werden ihre Stoffwechselschlacken nicht mehr so gut entsorgt, sodass sie mehr oder weniger im eigenen Müll ersticken. Das Resultat dieser Entwicklungen sind funktionelle Krankheiten: funktionelle Magen-Darm-Störungen, funktionelle Herzbeschwerden, funktionelle Nierenschwäche und viele andere mehr. Das Wörtchen funktionell bedeutet dabei, dass das Organ zwar noch intakt ist und keinerlei Schäden aufweist, aber aufgrund einer falschen Information falsch arbeitet. Je mehr Säuren und Schlacken sich im Bindegewebe anlagern und je stärker der Informationsfluss gestört wird, desto schlimmer wird die Krankheit. Im fortgeschrittenen Stadium wandeln sich die funktionellen Störungen zu strukturellen. Dann kommt es zu nachweisbaren Schäden, die in vielen Fällen irreversibel und nicht mehr heilbar sind.

Das Bicarbonat entsäuert den Körper

Kommen wir nach diesem langen Ausflug wieder zurück zu unserem Bicarbonat (HCO_3^-). Können Sie sich noch erinnern? Das Bicarbonat ist der basische Anteil, der entsteht, wenn die Belegzellen im Magen Salzsäure produzieren. Der saure Teil wandert in den Magen und der basische geht ins Blut.
Dieses Bicarbonat hat dieselbe Aufgabe wie die Müllabfuhr. Es ist mitverantwortlich dafür, dass sich das oben geschilderte Szenario nicht einstellt. Genau genommen macht es etwa 53% des gesamten Pufferungssystems unseres Körpers aus. Es wandert durch die verschiedenen Gewebe und dort, wo es auf Säuren trifft, neutralisiert es diese und führt sie den Ausscheidungsorganen zu. Auf diese Weise ist es ein effektives Instrument, mit dem chronische Erkrankungen wie Rheuma und Gicht, Multiple Sklerose und Krebs, Parkinson und Alzheimer und viele andere mehr verhindert oder wenigstens in ihrem Fortschreiten gehemmt werden. Das Bicarbonat ist eines der wertvollsten Medikamente, das unser Körper produziert.
Der Körper muss also mit einer gesteigerten Magensäureproduktion eine lokale Übersäuerung veranlassen, um mit dem dabei anfallenden Bicarbonat eine systemische, eine allgemeine

Entsäuerung bewirken zu können. Die übersteigerte Magensäureproduktion muss vor diesem Hintergrund gesehen werden.

Die Ursachen der Magensäureüberproduktion

Jetzt kann man auch verstehen, warum Kaffee, Nikotin und Alkohol, Fleisch und Wurst, weißes Mehl und weißer Zucker, Ärger und Stress die Magensäureproduktion anregen. Sie würden nämlich eine allmähliche Übersäuerung unseres Organismus bewirken und damit den Grundstein für die Entstehung chronischer Krankheiten legen. Um diesem langfristigen Krankheitsprozess entgegenzuwirken, der das Wohlbefinden und das Überleben ernsthaft bedroht, produziert der Körper vermehrt Bicarbonat. Dass es hierdurch zu einem Übergewicht der aggressiven Faktoren im Magen kommt und als Folge davon zu Magenschleimhautreizungen bis hin zu Magen- und Zwölffingerdarmgeschwüren, nimmt er notgedrungen in Kauf. Dies ist aber kein Hinweis darauf, dass der Körper fehlerhaft arbeitet. Es zeigt lediglich, wie groß die Gefahr ist, die von der allgemeinen Übersäuerung ausgeht.

Die Schulmedizin und die Übersäuerung

Für die Schulmedizin ist die starke Anregung der Säureproduktion ein krankhafter Prozess, der auf eine Fehlfunktion des Körpers hindeutet. Ihre Vorgehensweise ist dieselbe wie immer. Sie erklärt den Vorgang zum Feind, bekämpft ihn mit Medikamenten und glaubt, dass sich die Gesundheit wieder einstellt, wenn sie ihn bezwungen hat. Bei der Magensäureüberproduktion sieht sie sich in den meisten Fällen gleich zwei Feinden gegenüber: zum einen der übermäßigen Säure und zum anderen dem Bakterium Helicobacter pylori, das für die Entstehung der überwiegenden Mehrheit der Magenschleimhautentzündungen und der Magen- und Zwölffingerdarmgeschwüre verantwortlich gemacht wird.

Die Therapie erfolgt ausschließlich medikamentös. Es kommen folgende Medikamentengruppen zum Einsatz:

- Antibiotika (bekämpfen das Bakterium)
- Antacida (puffern die Säure im Magen ab)
- Schutzfilmbildner (überziehen den Magen mit einem Schutzfilm, der die aggressive Säure abweist)
- H_2-Blocker (reduzieren die Säureproduktion um etwa 50%)
- Protonenpumpenhemmer (unterdrücken die Säureproduktion, je nach Dosierung, fast gänzlich)

Wie weit die Magensäureüberproduktion verbreitet ist, kann man am wirtschaftlichen Erfolg dieser Medikamente ermessen. Prilosec®, ein Protonenpumpenhemmer, war jahrelang weltweit eines der umsatzstärksten Medikamente. Seinen Herstellern bescherte es einen Jahresumsatz von knapp sechs Milliarden Dollar. Das entsprechende Arzneimittel, das mit demselben Wirkstoff in Deutschland auf den Markt kam (Antra®), spülte jährlich 325 Millionen Euro in die Kassen, Tendenz steigend.

Die Nachteile der Antibiotikatherapie

Antibiotika gehören zu den wertvollsten Medikamenten, die uns zur Verfügung stehen. Allerdings sind es Notfallmedikamente, die den Körper im Kampf gegen Bakterien unterstützen, gegen die er machtlos ist. Das Bakterium Helicobacter pylori gehört zum Glück nicht dazu.

Wenn sich Bakterien im Körper ansiedeln können, ist dies ein Zeichen dafür, dass das Immunsystem zu schwach ist und gestärkt werden muss. Antibiotika wirken in die entgegengesetzte Richtung: Sie töten das Bakterium zwar in den meisten Fällen ab, aber sie schwächen gleichzeitig das Immunsystem, indem sie einen Teil der lebenswichtigen Darmflora ebenfalls vernichten. Gegen die drohende Neuinfektion ist der Körper dann noch weniger gewappnet. Darüber hinaus können sich Folgeerkrankungen in ganz anderen Organen einstellen. Ein weiterer Nachteil ist, dass sich Resistenzen bilden. Bei Clarithromycin sind es zurzeit 2–3% und bei Metronidazol immerhin 20–30% der Erreger.

Die Nachteile der Antacida

Antacida sind ein Paradebeispiel dafür, wie die schulmedizinische Therapie den kurzfristigen Nutzen mit langfristigen Nachteilen erkauft. Ein großer Nachteil der Antacida ist es, dass sie die Aufnahme von B-Vitaminen im Darm herabsetzen. Die B-Vitamine sind wichtig für unser Nervenkostüm: Sie stärken die Nerven und machen uns widerstandsfähiger gegen Stress. Viele Menschen, die an einer Übersäuerung leiden, haben einen nervösen Magen. Gerade für sie wäre es wichtig, viel Vitamin B aufzunehmen. Durch die Therapie mit Antacida geschieht aber langfristig genau das Gegenteil. Auf diese Weise gerät der Patient in einen Teufelskreis, der die Symptomatik immer weiter verschlimmert.

Die Nachteile der H$_2$-Blocker und der Protonenpumpenhemmer

Für den akuten Notfall sind diese Medikamente ein Geschenk des Himmels. Ganz gleich, wie stark Ihre Magenschmerzen auch sein mögen, innerhalb weniger Tage sind sie verschwunden. Die Säureproduktion wird schnell und zuverlässig reduziert und die geschädigte Schleimhaut kommt zur Ruhe und kann abheilen.

Die phänomenale Wirkung veranlasst viele Menschen dazu, diese Medikamente sehr häufig einzunehmen. Viele Ärzte und auch Professoren an den Universitäten bestärken sie darin und betonen immer wieder, dass keine Nebenwirkungen zu befürchten sind. Leider ist dies ein Wunschdenken. Die Nachteile zeigen sich gleich mehrfach:

- Durch die Erhöhung des pH-Wertes werden die Bakterien und die Pilze, die mit der Nahrung aufgenommen werden, nicht mehr effektiv bekämpft. Die Wahrscheinlichkeit, dass sie im Magen und im Darm Probleme hervorrufen, steigt. Mögliche Folgen sind Dysbiose (krankhaftes Ungleichgewicht der verschiedenen Bakterien innerhalb der Darmflora), Pilzbesiedlung und andere mehr.

- Wenn der Magensaft nicht sauer genug ist, kann er die Eiweiße nicht mehr optimal verdauen. Dies führt dazu, dass diese vermehrt in den Dickdarm gelangen, wo sie eigentlich gar nicht hingehören, und dort das Wachstum der Bakterien fördern, die sich von Eiweißen ernähren. Das natürliche Gleichgewicht zwischen den Bakterien verändert sich. Es kommt zur Dysbiose und als mögliche Folge davon zu allen denkbaren Darmproblemen, bis hin zu Darmkrebs.

- Mit der Unterdrückung der Magensäureproduktion wird gleichzeitig auch die Produktion des Bicarbonats unterdrückt. Damit wird dem Körper eines seiner wichtigsten Medikamente entzogen. Dies ist der größte Schaden, der durch die schulmedizinische Therapie hervorgerufen wird. Die Auswirkungen sind fatal. Der Entstehung von chronischen Krankheiten wird damit Tür und Tor geöffnet.

Was tun?

Je nach Anamnese und Diagnose gibt es unterschiedliche therapeutische Strategien. Sie müssen mit einem Arzt oder Heilpraktiker individuell abgeklärt werden. Im Großen und Ganzen gelten folgende Richtlinien:
Der Sinn der Magensäureüberproduktion liegt in der Produktion von Bicarbonat und in der damit eingeleiteten Entsäuerung des Körpers. Unterstützen Sie Ihren Körper bei seinen Bemühungen. Entsäuern Sie ihn:

- Führen Sie ein gesundes Leben. Halten Sie sich viel an der frischen Luft auf, bewegen Sie sich, treiben Sie Sport und gehen Sie Stress, Lärm und Elektrosmog, so weit es geht, aus dem Weg.

- Meiden Sie säurebildende Nahrungs- und Genussmittel wie Fleisch und Wurst, weißes Mehl und weißen Zucker, Nikotin, Alkohol und Kaffee. Greifen Sie lieber zu Nahrungsmitteln, die dem Körper basenbildende Mineralien zuführen und ihn entgiften. Dazu gehören sämtliche Früchte und die meisten Gemüsesorten.

- Als Ergänzung zu einer gesunden Nahrung – nicht als Ersatz – bietet sich die Einnahme von basenbildenden Mineralstoffpräparaten an. Sie enthalten Kalium, Kalzium, Magnesium, Eisen, Zink, Mangan, Kobalt, Kupfer und Molybdän. Mit ihrer Hilfe kann der Körper die überschüssigen Säuren ausscheiden. Es gibt auch Medikamente, die Bicarbonat enthalten. Besonders empfehlenswert sind diejenigen, die den Wirkstoff erst im Dünndarm freisetzen, also dort, wo er auch tatsächlich gebraucht wird.

- Wenn der Körper sehr stark übersäuert ist – meist liegen dann auch chronische Krankheiten vor –, ist es sinnvoll, eine Entsäuerungstherapie mit Baseninfusionen durchzuführen. Dem

Körper wird dadurch das wertvolle Bicarbonat zugeführt. Die Unterstützung des Körpers kann deutlicher gar nicht sein.

● Wenn das Bakterium Helicobacter pylori nachgewiesen wurde, sollte eine entsprechende naturheilkundliche Therapie eingeleitet werden. Dabei wird das Immunsystem angeregt, die Bakterientoxine werden ausgeleitet und das Bakterium wird mithilfe von Bismutsalzen und Vitamin C direkt angegriffen.

Neue Studien haben gezeigt, dass diese Therapie genauso effektiv ist wie die schulmedizinische Tripeltherapie – und das ohne Nebenwirkungen (die Tripeltherapie besteht aus drei Medikamenten: zwei Antibiotika und ein Protonenpumpenhemmer).

Medizinische Grundlagen der Magensäureüberproduktion im Überblick

Aufgabe der Magensäure:	● Aktiviert das eiweißspaltende Enzym (wandelt Pepsinogen in Pepsin um) ● Reguliert den pH-Wert im Magen ● Spaltet Eiweiße und trägt damit wesentlich zur Verdauung bei ● Zerstört Bakterien und andere Mikroorganismen, die mit der Nahrung aufgenommen werden
Auslöser der Magensäureüberproduktion:	● Chemisch-toxische Auslöser: Alkohol, Nikotin, Kaffee, Medikamente Fleisch, Wurst, Weißmehl, weißer Zucker etc. ● Bakterielle Auslöser: Meist Helicobacter pylori ● Psychische Auslöser: Stress, Aggressionen, Wut, Ärger

Mögliche Folgen der Magensäureüberproduktion:	● Saures Aufstoßen ● Sodbrennen ● Magenschleimhautentzündung ● Magengeschwür ● Zwölffingerdarmgeschwür
Warum erhöht der Körper die Magensäureproduktion dennoch?	● Während der Magensäureproduktion wird gleichzeitig Bicarbonat gebildet. ● Bicarbonat ist eines der wertvollsten Medikamente. ● Bicarbonat entsäuert den Körper und wirkt der allgemeinen Übersäuerung entgegen.
Was verhindert der Körper mit der Magensäureüberproduktion? (**Mögliche Folgen der Übersäuerung**)	● Verschlackung des Bindegewebes ● Minderversorgung der Zellen mit lebenswichtigen Substanzen wie Sauerstoff, Vitaminen, Mineralien, Enzymen und Hormonen ● Mangelhafter Abtransport der Stoffwechselendprodukte ● Verlust der Stoffwechselaktivität der Zellen ● Entstehung funktioneller Krankheiten ● Entstehung struktureller Schäden, die häufig irreversibel und unheilbar sind

Mithilfe der Magensäureüberproduktion strebt der Körper danach, sich zu entgiften und von überschüssigen Säuren zu befreien. Auf diese Weise beugt er chronischen Krankheiten vor. Helfen Sie ihm. Alles, was den Körper entsäuert, ist ein Schritt in die richtige Richtung und trägt dazu bei, dass der Körper die Magensäureüberproduktion wieder auf ein normales Maß zurückfährt.

Praktische Hinweise zur Magensäureüberproduktion im Überblick

Gesunde Lebensführung:	• Viel frische Luft • Viel Bewegung • Wenig Stress • Wenig Umweltgifte • Wenig Lärm • Wenig Elektrosmog • Und vieles andere, was gesund macht
Gesunde Ernährung:	• Wenig Fleisch und Wurst • Wenig weißes Mehl und weißer Zucker • Viel Obst • Viel Gemüse
Gesunde Nahrungsergänzung:	• Basenbildende Mineralstoffe: Kalium, Kalzium, Magnesium, Eisen, Zink, Mangan, Kobalt, Kupfer, Molybdän Eine Vielzahl von Präparaten ist im Handel erhältlich.
Baseninfusionen:	• Bei Übersäuerung im fortgeschrittenen Stadium, die häufig mit chronischen Erkrankungen wie Rheuma und Krebs einhergeht, sind Baseninfusionen angezeigt.
Naturheilkundliche Eradikation:	• Wenn das Bakterium Helicobacter pylori nachgewiesen wurde, sollte eine naturheilkundliche Eradikation bzw. Reduktion des Erregers angestrebt werden. Die naturheilkundliche Therapie ist diesbezüglich genauso effektiv wie die schulmedizinische Tripeltherapie. Ihr Vorteil: Sie hat keine unerwünschten Wirkungen.

Schnupfen

Heilsame Barriere gegen Viren und Bakterien

Schnupfen kann sehr lästig sein. Wenn sich der Nachbar im Konzertsaal ständig die Nase putzt, ist die gute Laune schnell dahin. Ganz zu schweigen davon, wenn er sein Taschentuch vergessen hat und die Nase immer wieder hochzieht. Es ist wohl nur eine Frage der Zeit, bis es zum Streit kommt oder Sie das Feld freiwillig räumen.

Am Arbeitsplatz ist die Situation ähnlich. Stellen Sie sich vor, Sie haben Schnupfen und sitzen in einer wichtigen Besprechung mit Ihren Vorgesetzten und eventuell noch mit den neuen Kunden der Firma. Man wird es Ihnen verzeihen, wenn Sie sich einmal die Nase putzen, vielleicht auch noch ein zweites Mal. Beim fünften Mal werden die Blicke schon etwas ungehaltener, und spätestens, wenn Sie alle zwei Minuten in Ihr Taschentuch trompeten, haben Sie die versammelte Mannschaft gegen sich. Wenn dann noch ständiges Niesen hinzukommt, ist es ganz vorbei.

Viele Menschen gehen diesen und ähnlichen Situationen aus dem Weg, indem sie Medikamente einnehmen. Der Umsatz dieser Schnupfenmittel ist enorm. Jedes Jahr gehen etwa 50 Millionen Packungen über den Ladentisch. Oberflächlich betrachtet wird den Menschen damit wirklich geholfen. Der Schnupfen geht zurück und die Peinlichkeiten im Konzertsaal oder am Arbeitsplatz bleiben dem Betroffenen erspart. Bei genauerer Betrachtung stellt sich allerdings heraus, dass die Gesundheit durch diese Vorgehensweise ernsthaft bedroht

wird und dass dadurch viele chronische Krankheiten heraufbeschworen werden.

Die Nasenschleimhaut

Unser Körper ist ein hervorragender Lebensraum für Bakterien, Viren und Pilze. Er ist schön warm, angenehm feucht
und darüber hinaus stellt er rund um die Uhr Nahrung zur
Verfügung. Kein Wunder also, dass sich die Mikroorganismen
die größte Mühe geben, in diesem Paradies Fuß zu fassen.
Der Körper ist natürlich bemüht, diese Invasion zu verhindern, schließlich würde sie seinen Tod bedeuten. Im Lauf seiner langen Entwicklung hat er viele Mechanismen ausgeklü-
gelt, die es den Feinden so schwer wie möglich machen, die
Grenzen zu überschreiten. Der Säureschutzmantel beispielsweise verhindert das Eindringen der Bakterien durch die
Poren der Haut. Ein eiweißspaltendes Enzym namens Lysozym, das die Bakterien angreift und in ihre Bestandteile zerlegt, findet sich im Speichel, im Schweiß und in der Tränenflüssigkeit. Im Rachenraum wartet eine ganze Armada von
Abwehrzellen, um den Fremdlingen den Garaus zu machen.
Sie bilden den sogenannten Waldeyer'schen Rachenring. Und
eine Etage tiefer wartet auf diejenigen, die sich doch hin-
durchmogeln konnten, eine Hölle, wie sie teuflischer gar nicht
sein könnte. Ein brennendes Inferno, das mit einem pH-Wert
von 1,0 bis 2,0 die meisten Eindringlinge erbarmungslos vernichtet – die Magensäure.
Diese erste Frontlinie, wie sie im medizinischen Jargon auch
genannt wird, erhält noch eine weitere Verstärkung – die
Schleimhaut der Atemwege. Sie überzieht die Nasenwände,
die Nasenmuscheln, die Nasennebenhöhlen, den Mund- und
Rachenraum und schließlich auch noch die unteren Atemwe-

ge von der Luftröhre bis hin zu den Bronchien. Die Aufgaben dieser Schleimhaut sind sehr vielfältig:

- Erwärmung der Atemluft
  Die Lunge und speziell die Bronchien reagieren sehr empfindlich auf Kälte. Um eine chronische Bronchitis oder gar Lungenentzündung zu vermeiden, wird die Atemluft von der Schleimhaut erwärmt. Je kälter die einströmende Luft ist, desto stärker wird die Schleimhaut durchblutet und umso intensiver wird die Atemluft erwärmt.

- Befeuchtung der Atemluft
  Täglich produziert die Schleimhaut der oberen Atemwege etwa 200 g Sekret. Die Feuchtigkeit dieser Absonderung wird zum Großteil an die Atemluft abgegeben. Dies ist für die Effektivität der Atmung besonders wichtig. Wenn die Luft feucht ist, kann sie den Sauerstoff besser an das Blut abgeben und gleichzeitig auch das Kohlendioxid aus dem Blut besser aufnehmen.

- Reinigung der Atemluft
  Die Schleimhaut wirkt wie ein Klebefilm. Staubteilchen, Viren, Bakterien und andere Krankheitserreger bleiben daran haften. Die Flimmerhärchen, die sich in der Schleimschicht befinden, transportieren den Schleim mitsamt den Verunreinigungen weiter in den Rachen, wo er verschluckt wird und in den Magen gelangt. Die gesamte Schleimschicht erneuert sich innerhalb von etwa 20 Minuten.

Der Schutz, den die Schleimhaut bietet, reicht im Normalfall aus, sämtliche Krankheitserreger abzuwehren. Manchmal ist er jedoch zu schwach und einigen Eindringlingen gelingt es, die Nasenschleimhaut zu durchdringen und in den Bereich der Nasenwand vorzudringen. In dieser Situation sieht der Körper sich gezwungen, einen wirkungsvolleren Mechanismus zu aktivieren – den Schnupfen.

Die verschiedenen Phasen des Schnupfens

Früher glaubte man, dass der Schnupfen und mit ihm sämtliche Symptome des grippalen Infektes durch Kälte verursacht werden. Dementsprechend nannte man das Krankheitsbild »Erkältung«. Heute weiß man, dass Schnupfen durch Viren ausgelöst wird, und zwar meistens durch die sogenannten Rhinoviren. Diese Viren sind normalerweise völlig harmlos. Wenn allerdings das Immunsystem geschwächt ist, können sie den Schutzmechanismus der Schleimhaut überwinden und sich im Bereich der Schleim produzierenden Zellen ansiedeln und vermehren.

Bakterien, Viren und Pilze bilden immer eine ernst zu nehmende Gefahr. Es besteht die Möglichkeit, dass sie in die Blutbahn gelangen und sich mit dem Blut über den gesamten Organismus ausbreiten. Eine solche Blutvergiftung (Sepsis) verläuft in vielen Fällen tödlich. Damit es erst gar nicht so weit kommt, reagiert der Körper sehr entschieden.

Die 1. Phase des Schnupfens

In der ersten Phase werden die Blutgefäße geweitet, die zur Nase führen. Auf diese Weise wird die Durchblutung angeregt und die gesamte Region wird besser mit Sauerstoff und Nährstoffen versorgt. Dies führt dazu, dass die Schleim produzierenden Zellen so richtig in Schwung kommen und große Mengen an Schleim produzieren. Zuerst ist es ein dünnflüssiges Sekret, mit dessen Hilfe der Körper versucht, die eingedrungenen Viren fortzuspülen.

Für den Betroffenen ergeben sich die ersten Begleiterscheinungen: Die Atmung durch die Nase wird eingeschränkt, wenn nicht gar unmöglich, der Geschmacks- und Geruchssinn geht verloren.

Die 2. Phase des Schnupfens
Mit dem Blut werden auch zahlreiche Abwehrzellen an den Krankheitsherd gebracht. Diese stürzen sich auf die eingedrungenen Viren und vernichten sie. Wie bereits erwähnt sind die Rhinoviren überaus harmlos und es besteht kein Zweifel, dass die körpereigene Abwehr die Oberhand behält. Infolge dieser Auseinandersetzung wird das Sekret dickflüssiger.

Die 3. Phase des Schnupfens
Wenn Sie Glück haben, ist der ganze Spuk nun überstanden und eine Besserung ist in Sicht. Die Überreste der »Schlacht« werden abtransportiert, die Blutgefäße wieder enger gestellt und die Schleimhäute schwellen ab. Wie eine alte Volksweisheit sagt, dauert eine Erkältung unbehandelt 14 Tage, mit Medikamenten zwei Wochen. Der Schnupfen sollte sich bereits nach einer Woche deutlich gebessert haben.

Komplikationen

Wenn die Schleimhaut von Viren befallen ist, verliert sie einen Teil ihrer Widerstandskraft. Es kann nun passieren, dass Bakterien die Schleimschicht befallen, sie durchdringen und sich darunter ansiedeln. Man spricht von einer Sekundärinfektion oder einer Superinfektion. So super ist diese Sache allerdings nicht, denn jetzt muss der Körper noch aggressiver reagieren, was bedeutet, dass sich die Symptome – unter anderem auch der Schnupfen – noch einmal verschlimmern können. Bis der endgültige Sieg über die Krankheitserreger errungen ist, kann es durchaus sein, dass die Bakterien sich noch weiter ausbreiten und die Nasennebenhöhlen, das Mittelohr, den Mund- und Rachenraum und die Bronchien befallen. Entzündungen in den genannten Bereichen sind dann zu

erwarten. Ohrenschmerzen, Husten, Heiserkeit und Halsschmerzen sind die allseits bekannten Folgen. Spätestens jetzt
färbt sich das Nasensekret gelblichgrün. Diese Farbe kommt
durch die ausgeschiedenen Bakterien und Abwehrzellen
zustande.

Die Schulmedizin und der Schnupfen

Die Schulmedizin sieht im Schnupfen wieder einmal einen
Feind, den es zu bekämpfen gilt. In ihren Augen ist er mit
erheblichen Nachteilen verbunden und kann deshalb nicht
akzeptiert werden. Obwohl allseits bekannt ist, dass die Rhinoviren harmlose Vertreter ihrer Art sind, betont sie immer
und immer wieder die drohenden Komplikationen.
Das zentrale Problem, so ihre Ausführungen, sei die geschwol-
lene Nasenschleimhaut. Sie behindere den Abtransport des
Nasensekrets und sorge dafür, dass sich dieses mitsamt den
Bakterien und Viren in den Nasennebenhöhlen staue. Auf diese Weise werde eine Infektion der Nasennebenhöhlen und
anderer Regionen geradezu heraufbeschworen.
Das Mittel der Wahl sind deshalb Medikamente, die das Übel
an der vermeintlichen Wurzel packen und das Abschwellen
der Schleimhaut begünstigen.

Die Gefahren der schulmedizinischen Therapie –
die Schwächung des Immunsystems

Was bei diesen Überlegungen überhaupt nicht berücksichtigt
wird, ist die Tatsache, dass es gerade die Anschwellung der
Nasenschleimhaut ist, die darauf hindeutet, dass der Körper
sich massiv gegen die Eindringlinge verteidigt. Diese An-

schwellung kommt dadurch zustande, dass die Durchblutung angeregt wird und vermehrt Abwehrzellen an den Krankheitsherd transportiert werden. Diese sorgen letztendlich dafür, dass die Bakterien abgetötet werden und keine Entzündung entsteht. Wenn dieser Zustrom jedoch unterbunden wird, wird der wichtigste Verteidigungsmechanismus außer Kraft gesetzt und die ganze Region wird zu einem hochexplosiven Krisengebiet.

Wer ein solches Mittel nur ein einziges Mal einnimmt, weil er einen wichtigen Termin wahrnehmen muss, bei dem er nicht »stören« darf, wird deshalb bestimmt nicht gleich krank. Wer aber glaubt, damit dem Schnupfen auf Dauer aus dem Weg gehen zu können, der begibt sich auf gefährliches Glatteis. Durch diese Medikamente wird nämlich das Immunsystem unterdrückt. Auf Dauer führt dies dazu, dass die Abwehrmechanismen geschwächt werden und sich irgendwann nicht mehr gegen Bakterien und Viren verteidigen können. Dies ist dann der Zeitpunkt, an dem eine chronische Krankheit ausbricht, die den Patienten in immer größeres Leid verstrickt. Die dann regelmäßig aufkeimenden Entzündungen, wie zum Beispiel chronische Nasennebenhöhlenentzündungen, müssen mit Antibiotika behandelt werden. Diese Antibiotika töten aber nicht nur die »schlechten« Bakterien in der Nase ab, sondern auch die »guten« bis hinab in den Darm. Auf diese Weise wird ein wichtiger Teil des darmassoziierten Immunsystems vernichtet, was dazu führt, dass das geschwächte Immunsystem noch mehr geschwächt wird. Die Abstände zwischen den Entzündungen werden immer kürzer und die Symptome häufig immer schlimmer. Tausende von Menschen sind von einer solchen Entwicklung betroffen.

Die Gefahren der schulmedizinischen Therapie – das Austrocknen der Nasenschleimhaut

Dass diese Medikamente nicht so harmlos sind, wie man sich dies wünscht, wissen auch die Ärzte und die Pharmaindustrie. Es wird strengstens darauf hingewiesen, dass diese Medikamente nicht länger als maximal zehn Tage eingenommen werden dürfen, da ansonsten massive Nebenwirkungen zu befürchten sind. Diese Medikamente unterbinden nämlich die Durchblutung der Nasenwand und provozieren einen chronischen Schnupfen. Hierfür gibt es sogar einen medizinischen Fachbegriff: Rhinitis medicamentosa. Bei fortgesetzter Anwendung droht die Zerstörung des gesamten Gewebes mit Austrocknung der Schleimhaut. Die Folgen sind fatal. Da die Schleimhaut ihre schützende Wirkung nicht mehr entfalten kann, werden die empfindliche Lunge und die Bronchien wesentlich stärker mit Kälte, Trockenheit und Krankheitserregern belastet. Dies ist der optimale Nährboden für chronische Lungenerkrankungen.

Was tun?

Der Natur ihren freien Lauf lassen
Schnupfen ist im Grunde genommen ein harmloser Vorgang, den der Körper schon seit vielen Jahrtausenden kennt und den er mit schlafwandlerischer Sicherheit beherrscht. Die Ängste, die von den Ärzten und den Pharmafirmen geschürt werden, sind größtenteils unbegründet. Lassen Sie der Natur ihren Lauf. Machen Sie nichts, was diesen Ablauf unterdrückt. Putzen Sie sich so oft wie nötig die Nase und niesen Sie, so oft Ihr Körper danach verlangt. Auf diese Weise werden Viren und Bakterien nach außen befördert und die Nase von schäd-

lichen Krankheitserregern befreit. Dies ist ein wichtiger Baustein der Heilung.

Umfragen zufolge neigen knapp 40% der Frauen und 25% der Männer dazu, das Niesen zu unterdrücken. Knigge mag sich darüber vielleicht freuen, aus medizinischer Sicht ist es jedoch ein schwerwiegender Fehler, der gravierende Folgen haben kann. Der Druck, der beim Niesen in den oberen Atemwegen aufgebaut wird, ist enorm. Er schleudert die Mikroorganismen bis zu fünf Meter weit in den Raum. Wenn dieser Druck nicht nach außen hin abgelassen wird, staut er sich und weicht in die Nasennebenhöhlen aus. Dabei werden auch die Krankheitserreger mitgerissen, die nun die Möglichkeit erhalten, sich in den Nasennebenhöhlen anzusiedeln und zu vermehren. Der Körper ist dann gezwungen, mit einer Entzündung zu reagieren, um den Schaden so gering wie möglich zu halten.

Die Natur unterstützen
Unterschätzen Sie die Situation nicht. Der Schnupfen ist ein deutliches Indiz dafür, dass in Ihrem Organismus irgendetwas nicht stimmt. Wenn Ihr Immunsystem absolut fit gewesen wäre, hätten Sie keinen Schnupfen bekommen. Dann hätte Ihr Körper die Eindringlinge vernichtet, ohne dass Sie etwas davon gespürt hätten. Sie sind angeschlagen, Ihr Immunsystem ist geschwächt und Ihr Körper befindet sich im Alarmzustand. Helfen Sie sich und Ihrem Körper und schalten Sie einen Gang zurück. Erholen Sie sich. Entspannung und Regeneration sollten jetzt in den Vordergrund treten. Ruhen Sie sich von den Strapazen der vergangenen Wochen und Monate aus und tun Sie sich etwas Gutes. Nehmen Sie ein Bad, verwöhnen Sie sich mit angenehmen Düften oder lassen Sie sich massieren. Nehmen Sie sich Zeit für sich und Ihre Gesundheit. Es kann sehr angenehm und wohltuend sein, sich auf die Situation einzulassen. Genießen Sie das Kranksein.

Therapeutische Maßnahmen

Wenn die Symptome zu stark werden, sollte die Anwendung therapeutischer Maßnahmen erwogen werden. Ein probates Mittel ist die Bestrahlung mit Infrarotlicht. Die zugeführte Wärme ist genau im Sinne der Natur. Sie regt die Durchblutung an und stärkt die regionalen Abwehrkräfte. Die Wirkung kann mit derjenigen des Fiebers verglichen werden, allerdings bleibt sie auf die Nasenregion beschränkt.

Unter den pflanzlichen Präparaten hat sich der Kamillenextrakt glänzend bewährt. Es empfiehlt sich eine Anwendung in Form einer Inhalation. Die Dämpfe sollten unter einem Tuch oder mithilfe eines Inhalators mindestens zehn Minuten lang eingeatmet werden. Auch das ätherische Pfefferminzöl oder kampferhaltige Salben, die auf die Brust aufgetragen werden, sind sehr zu empfehlen.

Wenn die unteren Atemwege mitbetroffen sind, können zusätzlich noch Fichten- und Kiefernnadelöl angewendet werden. Sie verflüssigen den angestauten Schleim in den Bronchien und wirken stark auswurffördernd.

Viel trinken

Der Körper benötigt jetzt noch mehr Flüssigkeit als sonst. Trinken Sie mindestens 2–3 l Wasser oder Kräutertee. Die Flüssigkeit kann dazu beitragen, den zähen Schleim zu verflüssigen. Auf diese Weise unterstützt sie den Abtransport von Krankheitserregern.

Vorbeugung

Vorbeugen ist besser als Heilen. Dies gilt natürlich auch für den Schnupfen. Er ist zwar eine sehr sinnvolle Einrichtung der Natur für den Notfall, aber wenn er vermieden werden kann, ist es umso besser.

Das Ziel der Bemühungen sollte es sein, die Nasenschleimhaut zu kräftigen und die Abwehrmechanismen so zu stärken, dass sie die Bakterien beseitigen, bevor es zu einer Entzündung kommt. Nasenspülungen sind eine wirkungsvolle Methode, um dieses Ziel zu erreichen. Zuerst wird die Nase mit warmem Wasser gespült. Dabei werden Ablagerungen und Verunreinigungen von der Nasenwand gelöst und ausgeschwemmt. Anschließend wird die Nase mit kaltem Wasser gespült. Je länger man die Spülungen schon durchführt, desto niedrigere Temperaturen kann man vertragen. Durch die Kälte wird die Durchblutung der Schleimhaut angeregt und die Abwehrkräfte werden gestärkt. Es klingt vielleicht vermessen, aber wer die Nasenspülungen regelmäßig praktiziert, der wird bald nicht mehr wissen, wie sich ein Schnupfen anfühlt. In der Apotheke sind entsprechende Nasenduschen erhältlich.

Wichtig: Das verwendete Wasser sollte 0,9% Salz enthalten, am besten ein Salz, das neben Natrium und Chlorid auch viele andere Mineralstoffe enthält, z. B. Meersalz oder das weltweit verbreitete Himalajasalz.

Medizinische Grundlagen des Schnupfens im Überblick

Ursache:	Geschwächtes Immunsystem
Auslöser:	Viren, meistens Rhinoviren
Dauer:	8 bis 10 Tage
Komplikationen:	Entzündungen in den Nasennebenhöhlen, im Mittelohr, im Mund- und Rachenraum und in den Bronchien

1. Phase Die Fremdkörper auf der Schleimhaut lösen einen Reiz aus:	Es kribbelt in der Nase. Das erste Niesen läutet den Krankheitsprozess ein.
2. Phase Die Blutgefäße, die das Blut in die Nasenregion transportieren, werden weit gestellt. Dadurch werden mehr Sauerstoff und Nährstoffe in das Krisengebiet transportiert. Die Zellen produzieren mehr Schleim als sonst. Dadurch werden Viren und Bakterien ausgeschwemmt:	● Die Nase läuft, das Sekret ist dünnflüssig. ● Die Atmung wird schwerer, später muss man durch den Mund atmen. ● Der Geschmackssinn lässt nach. ● Der Geruchssinn wird schwächer.
3. Phase Mit dem Blut werden Abwehrzellen zum Krankheitsherd gebracht. Diese greifen die Eindringlinge an und vernichten sie:	● Das Sekret wird zähflüssiger. ● Bei einer Superinfektion mit Bakterien wird das Sekret grünlich gelb. Teilweise ist auch Blut beigemischt.
4. Phase Heilung:	● Die Symptome bessern sich und der Kopf wird wieder freier.
Gefahren der schulmedizinischen Therapie:	● Schwächung des Immunsystems ● Austrocknung der Nasenschleimhaut mit anschließender verstärkter Belastung der Bronchien und des Lungengewebes ● Entstehung chronischer Atemwegserkrankungen

Praktische Hinweise zum Schnupfen im Überblick

Was tun?	
Natürliche Maßnahmen, die den Körper unterstützen:	● Ruhe und Entspannung ● Rotlichtbestrahlung ● Inhalation mit Kamillenextrakten ● Inhalation mit Pfefferminzöl ● Kamferhaltige Salben, die auf der Brust eingerieben werden
Vorbeugung:	● Nasenspülungen mit warmem und kaltem Wasser ● Immunstimulierende Maßnahmen

Schwangerschaftserbrechen

Lebenswichtiger Schutz für den Embryo

Die morgendliche Übelkeit ist häufig das erste Anzeichen einer Schwangerschaft. Etwa 70–80% aller Frauen sind davon betroffen. Gemeinhin geht man davon aus, dass die Symptome durch die hormonelle Umstellung ausgelöst werden. Dies würde bedeuten, dass der Körper unfähig ist, sich kurzfristig auf die neue Situation einzustellen und es deshalb zu einer krankhaften Reaktion kommt. Übelkeit und Erbrechen wären demnach eine Fehlleistung der Natur. Sollte der Körper wirklich so mangelhaft konstruiert sein, dass er einen solch gravierenden Fehler in all den Jahrtausenden der Evolution nicht beheben konnte? Das klingt unwahrscheinlich, schließlich geht es hier um die Fortpflanzung, um das Wohlergehen des neuen Lebens, und das nimmt die Natur normalerweise ganz besonders wichtig, noch wichtiger als die Gesundheit der Erwachsenen.

Wissenschaftliche Untersuchungen haben gezeigt, dass Frauen, die keine Übelkeit und kein Schwangerschaftserbrechen erleiden, häufiger Fehlgeburten haben als andere Frauen. Darüber hinaus ist es um den Gesundheitszustand ihrer Kinder im Durchschnitt weniger gut bestellt. Bei ihren Wonneproppen sind häufiger genetische Schäden und entsprechende Krankheitsbilder festzustellen. Es scheint, dass das Schwangerschaftserbrechen doch nicht so negativ gesehen werden darf, wie dies in der Regel geschieht.

Das Erbrechen im Allgemeinen

So unangenehm das Erbrechen auch ist, für unser Überleben ist es von zentraler Bedeutung. Wenn wir aus Versehen Giftstoffe zu uns genommen haben, wie zum Beispiel verdorbene Nahrung, dann erkennt der Körper diese Gefahr, presst den Magen zusammen und entledigt sich ihrer in hohem Bogen. Dasselbe Phänomen stellt sich ein, wenn wir 20 Schnäpse trinken. In kleinen Mengen mag Alkohol ja noch der Gesundheit dienlich sein und in etwas größeren Mengen auch noch der allgemeinen Erheiterung; aber irgendwann ist Schluss mit lustig und es kommt der Punkt, an dem Alkohol giftig wird und nicht nur das Wohlbefinden, sondern auch das Leben bedroht. Wie jeder weiß, spricht man in diesem Zusammenhang von Alkoholvergiftung. Viel mehr Menschen wären wohl schon daran gestorben, wenn es den lebensrettenden Reflex des Erbrechens nicht geben würde.

Das Schwangerschaftserbrechen

Beim Schwangerschaftserbrechen müssen wir dieselbe Ursache annehmen wie für das Erbrechen im Allgemeinen. Auch hier bedrohen Giftstoffe das Wohlergehen und müssen deshalb ausgeschieden werden. Allerdings gibt es einen großen Unterschied. Beim Schwangerschaftserbrechen ist es nicht der Körper der Mutter, der das Erbrechen auslöst, sondern derjenige des Kindes.
Die Zusammenhänge stellen sich folgendermaßen dar: In den ersten zwölf Tagen führt die befruchtete Eizelle ein weitgehend eigenständiges und freies Leben. Sie befindet sich auf dem Weg vom Eierstock zur Gebärmutter. Bis sie dort anlangt, wird sie mit Sekreten aus dem Eileiter und der Gebärmutter

ernährt. Nach zwölf Tagen ist die Phase der Wanderschaft vorüber. Der Embryo ist an seinem Ziel angelangt und nistet sich in die Gebärmutterschleimhaut ein. Dabei verbindet sich sein eigener Kreislauf mit demjenigen der Mutter. Fortan wird er über das Blut der Mutter ernährt.

Der Tag, an dem diese Verbindung zwischen Mutter und Kind hergestellt wird, ist auch der Tag, an dem das Schwangerschaftserbrechen möglich wird. Viele Substanzen, die im mütterlichen Blut zirkulieren, können die Plazentaschranke überwinden und in das Blut des Embryos übertreten. Dazu gehören unter anderem Sauerstoff, Nährstoffe, Vitamine, Mineralien und Hormone. Leider kann die Plazentaschranke nicht immer zwischen »gut« und »böse« unterscheiden, sodass auch schädliche Substanzen in den Embryo gelangen.

Das schnelle Wachstum des Embryos und seine Konsequenzen

Dass schädliche Substanzen in den Embryo gelangen, ist ein äußerst besorgniserregender Sachverhalt. Denn der Embryo ist wesentlich anfälliger gegen Giftstoffe als seine Mutter. Nachdem sich die befruchtete Eizelle in der Gebärmutter eingenistet hat, beginnt für ihn ein rasantes Wachstum. Der Körper bekommt Formen und Konturen, die Organe werden gebildet und die Stoffwechselfunktionen werden installiert. Schon nach drei Wochen sind Herz und Leber zu erkennen. Nach fünf Wochen ist der Embryo 1 cm groß und hat Arme und Beine. Im Kopf sind die Anlagen für das Gehirn und für die Augen zu erkennen. Nur eine Woche später ist er um 50% gewachsen. Das Gehirn legt ein Wachstum mit atemberaubender Geschwindigkeit an den Tag und die Augen haben fast schon ihr späteres Aussehen. Nach sieben Wochen ist er

2 cm groß und die charakteristische menschliche Körperform ist deutlich ausgeprägt. Auch Nase, Lippen, Zunge und Milchzähnchen sind bereits vorhanden. In der achten Woche lassen sich die Hirnströme messen, was darauf schließen lässt, dass er spätestens jetzt ein Bewusstsein hat und die Welt um sich herum wahrnimmt.

Das schnelle Wachstum des Embryos ist natürlich sinnvoll und auch notwendig. Am Ende der Schwangerschaft wiegt der Fetus etwa sechs Pfund und ist ungefähr 50 cm groß. Bis dorthin ist es ein langer Weg. Würde er langsamer wachsen, wäre die Schwangerschaft noch wesentlich länger und für die Mutter wäre das eine zusätzliche, unerträgliche Belastung. Nichtsdestotrotz bringt dieses beschleunigte Wachstum auch Gefahren mit sich. Schnell wachsendes Gewebe ist anfälliger gegen chemische und physikalische Reize.

Ein Beispiel für diese Tatsache kennen wir aus der Onkologie. Die Chemotherapie hat typische Nebenwirkungen: Übelkeit, Erbrechen, Durchfall, Haarausfall und Störungen des Blutbildes. Diese Symptome entstehen deshalb, weil in den ersten Tagen vor allem diejenigen Gewebearten angegriffen werden, die sich schnell erneuern und eine hohe Teilungsrate aufweisen. Dazu gehören die Schleimhäute im Magen-Darm-Kanal, die Haarfollikel und einige Blutzellen. Andere Organe werden zwar auch geschädigt, aber aufgrund ihres langsameren Wachstums und der niedrigeren Teilungsrate ihrer Zellen können sie dem Gift länger standhalten.

Doch kommen wir zurück zu dem Embryo. In wissenschaftlichen Untersuchungen hat man die Anfälligkeit des Embryos gegenüber toxischen Belastungen ermittelt. Das Resultat war, dass die Anfälligkeit im Lauf der Schwangerschaft starken Schwankungen unterworfen ist. Bis zum Ende des zweiten Monats wird sie kontinuierlich größer. Auf diesem hohen Niveau bleibt sie bis zum Ende des dritten Monats weitgehend gleich, danach nimmt sie relativ schnell wieder ab. Sie ist zwar bis zur Geburt höher als beim Erwachsenen, aber nicht mehr in dem Maße wie in den ersten Monaten der Schwangerschaft.

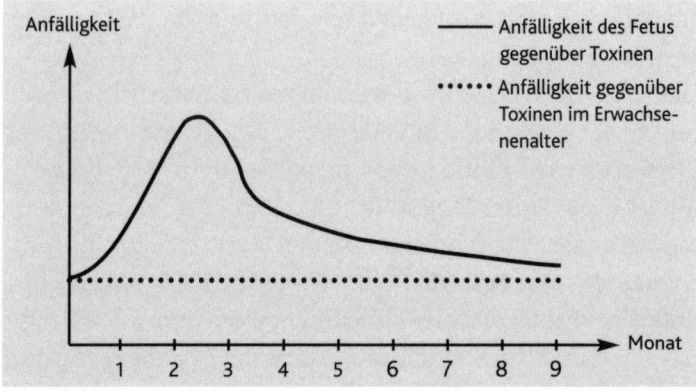

Vor allem die ersten drei Monate sind es, in welchen der Embryo sehr stark gefährdet ist. Virale Infektionen, Röntgenstrahlen, Medikamente und toxische Belastungen durch Alkohol, Kaffee und Nikotin wirken sich in dieser Zeit besonders verheerend aus. Es kann zu schweren Fehlbildungen und genetischen Defekten kommen.

Interessant dabei ist, dass die Empfindlichkeit des Embryos direkt proportional zum Auftreten des Schwangerschaftserbrechens verläuft. Mit anderen Worten heißt dies, dass die Übelkeit vor allem dann ausgesprochen heftig wird, wenn der Embryo besonders empfindlich ist.

Die Ursache des Schwangerschaftserbrechens

Im Rahmen der Schulmedizin geht man von mehreren möglichen Ursachen für das Schwangerschaftserbrechen aus. Die populärste und am weitesten verbreitete Ansicht bezieht sich auf die hormonelle Umstellung. Eine andere These besagt, dass das Erbrechen reflektorisch erfolgt und durch das ständige Wachsen des Uterus ausgelöst wird. Es wird auch vermutet, dass es durch die Schwangerschaft zu einer Blutarmut im Magen kommt und als Folge davon zu Übelkeit. Schließlich wird auch noch die Meinung vertreten, dass der Embryo giftige Stoffwechselendprodukte ausscheidet, die ins Blut der Mutter gelangen und den Brechreiz provozieren.

All diese Ansätze haben eines gemeinsam: Sie gehen davon aus, dass das Erbrechen ein Unfall der Natur ist, den es besser nicht geben würde. Nach den bisherigen Ausführungen ergibt sich jedoch ein gänzlich anderes Bild. So unangenehm dieses Schwangerschaftserbrechen auch ist, es scheint überaus sinnvoll zu sein als Schutz des Fetus vor bedrohlichen Giftstoffen.

Das Schwangerschaftshormon Choriongonadotropin

Genau genommen müsste man sagen, dass sich der Fetus selbst schützt, indem er das Schwangerschaftserbrechen auslöst. Es ist nämlich ein aktiver Vorgang, der vom Fetus selbst initiiert wird. Wie er das macht, ist heute kein Geheimnis mehr. Das Schlüsselwort lautet Choriongonadotropin. Dabei handelt es sich um ein Schwangerschaftshormon, das der Embryo produziert, sobald er sich in die Schleimhaut der Gebärmutter eingenistet hat. Dieses Hormon hat mehrere Funktionen: Zum einen verhindert es die Abstoßung der Schleimhaut und damit den Abbruch der Schwangerschaft, zum anderen steht es in sehr engem Zusammenhang mit dem Wohlbefinden der schwangeren Frau.

In großen Studien wurde nachgewiesen, dass die Konzentration des Choriongonadotropins im Blut parallel zur Anfälligkeit des Fetus gegenüber Toxinen verläuft. Je anfälliger der

Embryo also ist, desto mehr Choriongonadotropin produziert er. Im dritten Schwangerschaftsmonat, genauer gesagt in dem Zeitraum zwischen der achten und zehnten Schwangerschaftswoche, gelangt die Produktion des Schwangerschaftshormons an ihren Höhepunkt. Das deutet darauf hin, dass dies die Substanz ist, mit deren Hilfe der Fetus den Stoffwechsel der Mutter beeinflusst und das Schwangerschaftserbrechen auslöst.

Gelüste und Abneigungen

Diese Substanz kann aber noch viel mehr: Sie löst nicht nur Übelkeit und Erbrechen aus, sie ist darüber hinaus auch in der Lage, das Essverhalten der Mutter gezielt zu beeinflussen. Der legendäre Heißhunger auf saure Gurken wird nicht durch die hormonelle Umstellung ausgelöst, die sich im Körper der Mutter abspielt, sondern von dem Choriongonadotropin, das im Körper des Embryos produziert wird. Der Embryo, so scheint es, hat dadurch alles im Griff. Er lenkt die Mutter zielsicher durch den Supermarkt und signalisiert ihr, was er heute benötigt, um gesund und glücklich zu sein. Gleichzeitig teilt er ihr auch mit, und zwar auf recht eindrückliche Art und Weise, was er auf keinen Fall mag. Wenn die Mutter nur in die Nähe dieser unliebsamen Nahrungsmittel kommt, an sie denkt oder an ihnen riecht, empfindet sie ein Gefühl der Abneigung, bisweilen wird ihr sogar schlecht davon.

Abneigung gegen tierische Produkte

Fleisch, Fisch und Eier sind solche Nahrungsmittel, die der Embryo häufig weit von sich weist. Manch einer mag sich darüber wundern, geht man doch gewöhnlich davon aus, dass die werdende Mutter viel Kraft braucht und ein Stück Fleisch oder ein energiereiches Frühstücksei ihr guttun würde. Weit gefehlt. Der Fetus reagiert nämlich gänzlich anders als wir Erwachsenen, und was für die Mutter gut ist, muss für ihn noch lange nicht gut sein.

Wissenschaftler vermuten, dass sich diese Aversion deshalb entwickelt hat, weil es früher keinen Kühlschrank gegeben hat. Tierische Produkte verderben sehr schnell. Innerhalb von ein oder zwei Tagen werden sie zur Brutstätte für zahlreiche Bakterien und Pilze. Die Mutter könnte diesen Angriff aus dem Reich der Mikroorganismen unbeschadet überstehen, der Embryo jedoch nicht.

Heute haben wir zwar Kühlschränke und die Gefahr durch verdorbene Produkte ist relativ gering, aber dieser Schutzmechanismus erfüllt nach wie vor seinen Sinn. Fleisch und Eier aus konventioneller Landwirtschaft sind mit zahlreichen Medikamenten und Agrochemikalien belastet. Wenn sich das Kind im Mutterleib davor schützt, ist dies eine sehr intelligente Reaktion und sicherlich kein Fehler.

Abneigung gegen Gemüse

Auch Gemüse ist dem kleinen Embryo nicht immer recht. Knoblauch und Zwiebel beispielsweise, oder Blumenkohl und Brokkoli. Für uns Erwachsene sind sie ein Geschenk des Himmels. Sie reinigen die Blutgefäße, schützen uns vor Herzinfarkt und Schlaganfall, bringen die Verdauung in Schwung, stärken das Immunsystem und beugen sogar schweren Krankheiten wie Krebs vor. Aber in der Welt des Embryos haben sie einen gänzlich anderen Stellenwert.

Hierzu muss man wissen, dass der Kampf um Fressen und Gefressenwerden nicht nur zwischen den Tieren ausgefochten wird. Auch die Pflanzen müssen sich davor schützen, gefressen zu werden. Während die gejagten Tiere davonrennen oder sich verstecken können, haben die Pflanzen diese Möglichkeit nicht. Sie stehen wie immer am selben Ort und die meisten von ihnen sind schon von Weitem sichtbar. Im Lauf der Evolution haben sie andere Mechanismen entwickeln müssen, um ihr Überleben zu sichern. Eine davon ist die Bildung giftiger Substanzen. Vielleicht denken Sie jetzt spontan an Fliegenpilze und Knollenblätterpilze, an Tollkirsche und Bilsenkraut. Sie müssen aber nicht so extrem denken: Auch Zwiebel und Knoblauch enthalten giftige Substanzen, ebenso Blumenkohl und Brokkoli. Auch diese Pflanzen müssen sich gegen ihre Fressfeinde zur Wehr setzen und ihnen den Appetit so weit wie möglich verderben. Genau genommen enthalten die meisten Nahrungsmittel irgendwelche Alkaloide oder andere Toxine, die den Körper in irgendeiner Form belasten. Wir Erwachsenen haben uns daran gewöhnt und entsprechende physiologische Gegenmaßnahmen entwickelt, um die Gifte unschädlich zu machen und sie wieder auszuscheiden. Der Embryo hat diese Fähigkeit noch nicht. Für seinen Stoffwechsel sind viele dieser Substanzen, die in den alltäglichen Nahrungsmitteln enthalten sind, gefährlich und potenziell lebensbedrohlich. Die ersten drei Lebensmonate gestalten sich für ihn deshalb außerordentlich schwierig: Auf der einen Seite muss er ständig darauf achten, dass die Toxinkonzentration in seinem Blut nicht allzu stark ansteigt, andererseits ist für ihn aber auch das Wohl der Mutter wichtig.

Hyperemesis gravidum

Solange sich das Schwangerschaftserbrechen im Rahmen hält, sind sich die Ärzte weitgehend darüber einig, dass es keiner therapeutischen Intervention bedarf. Wenn sich die Mutter allerdings 20-mal und mehr am Tag übergeben muss und keine Nahrung mehr bei sich behalten kann, spricht man von einem Krankheitsbild – übermäßiges Schwangerschaftserbrechen (Hyperemesis gravidum). Die Situation kann durchaus lebensbedrohlich werden. Durch das häufige Erbrechen verliert die Mutter viel Wasser und wertvolle Mineralstoffe. In der Folge stellen sich allgemeine Schwäche, Herzrasen, zu niedriger Blutdruck und Fieber ein. Im Extremfall kann es auch zu Leberschäden und Nervenstörungen kommen, bis hin zu Apathie und Verwirrtheitszuständen.

Die Symptome beginnen etwa in der sechsten Schwangerschaftswoche und hören normalerweise in der 16. Woche, oder auch früher, von selbst auf. Der Übergang vom »gesunden« zum »krankhaften« Erbrechen ist fließend. Bei der Beurteilung spielen die Konstitution und der allgemeine Gesundheitszustand eine wesentliche Rolle. Die Wahrscheinlichkeit, dass es zum übermäßigen Erbrechen kommt, ist relativ gering. Eine von 200 Schwangeren ist davon betroffen.

Was tun bei Hyperemesis gravidum?

In erster Linie muss der Verlust von Wasser und Elektrolyten ausgeglichen werden. Dies geschieht mithilfe von Infusionen. Bevor man jedoch zu weiteren Medikamenten greift, sollte man zuerst einmal der Frage nachgehen, was eventuell die Ursache für das übermäßige Erbrechen sein könnte. Es wurde beobachtet, dass auch die Psyche eine große Rolle spielt. Ambivalenz gegenüber der Schwangerschaft, Angst oder vielleicht auch (oft unbewusste) Abneigung gegenüber dem Kind oder der ganzen Lebenssituation kann das Erbrechen steigern. Auch wenn die Probleme nicht von heute auf morgen aus der Welt geschafft werden können, ist es dennoch sinnvoll, sich ihnen zu stellen. Die gesamte Schwangerschaft, ja die ganze spätere Mutter-Kind-Beziehung wird davon beeinflusst.

Was den Körper betrifft, so empfiehlt es sich, einen Blick auf die toxische Belastung zu werfen. Wenn diese zu hoch ist, sollte sie unbedingt reduziert werden. Nach der Entbindung ist es ratsam, eine ausleitende Therapie beim Heilpraktiker durchführen zu lassen. Auf diese Weise wird das Risiko, bei einer nächsten Schwangerschaft noch einmal Ähnliches durchstehen zu müssen, deutlich gesenkt.

Erst wenn beide Ansätze nicht den gewünschten Erfolg bringen, sollte eine Therapie ins Auge gefasst werden. In vielen Fällen führt die Akupunktur zu überraschenden Erfolgen. Die Einnahme von Medikamenten ist als Notfallmaßnahme gedacht und als solche sicherlich sinnvoll, wenn nicht gar lebensrettend. Vorsicht mit Ingwer! Studien belegen, dass Ingwer wirklich ein wertvolles Naturheilmittel bei Übelkeit und Erbrechen ist, aber der Wirkmechanismus ist noch nicht geklärt und eine Schädigung des Embryos kann nicht mit Sicherheit ausgeschlossen werden.

Was tun beim gesunden Schwangerschaftserbrechen?

Sie ahnen es sicherlich schon: Schwangerschaftserbrechen ist ein natürlicher und gesunder Vorgang und sollte nicht unterdrückt werden. Die Natur weiß, was sie macht. Sie weiß, was für die Mutter und das Kind jetzt am besten ist. Wenn eine Frau, die bei guter Gesundheit ist, in der Zeit von der sechsten bis zur 16. Schwangerschaftswoche weniger isst als sonst, dann bedeutet dies keinerlei Gefahr, weder für sie noch für ihr Kind. Es ist ganz wichtig, dass die Schwangere auf ihre innere Stimme hört. Die Natur, der Embryo, das Schwangerschaftshormon Choriongonadotropin und ihre eigene Intuition sagen ihr ganz deutlich, wie sie die Gefahren des Alltags umgehen kann. Es gibt keinen genauen Plan, an den sie sich halten kann. Jeder Mensch hat einen anderen Stoffwechsel und dementsprechend auch andere Bedürfnisse. Das gilt auch für das heranwachsende Kind. Heute will es Schokolade, morgen verlangt es nach Gurken und übermorgen ist ihm vielleicht nach Kartoffelgratin zumute. Kein noch so ausgefeilter Ernährungsplan kann diese wechselnden Bedürfnisse berücksichtigen. Leben heißt Wachstum, heißt Fließen im Strom der Zeit. Und Gesundheit bedeutet, sich diesen ständigen Veränderungen anzupassen.

Auch wenn das Erbrechen eine durchaus positive Einrichtung der Natur ist, bedeutet dies natürlich nicht, dass es erstrebenswert ist, sich täglich mehrmals zu übergeben. Je seltener dieses Notfallprogramm aktiviert werden muss, desto besser. Folgende Maßnahmen können hilfreich sein:

- Gönnen Sie sich Ruhe und Erholung.
- Reduzieren Sie die Aufnahme von Giftstoffen.
- Trinken Sie viel, am besten stilles Wasser, Kräutertee und Gemüsebrühe. Bei allgemeiner Schwäche und niedrigem Blutdruck hilft auch Cola.
- Die Übelkeit ist normalerweise, aufgrund des niedrigen Blutzuckerspiegels, morgens am schlimmsten. Essen Sie schon vor dem Aufstehen eine Kleinigkeit im Bett.
- Essen Sie über den Tag verteilt mehrere kleine Portionen. Snacks zwischendurch halten die Verdauung auf Trab und lindern die Übelkeit.
- Heilerde bindet viele Giftstoffe in Magen und Darm und scheidet sie aus. Täglich zwei bis drei Teelöffel Heilerde in Wasser oder Fruchtsaft aufgelöst, entlastet den Embryo ohne jede Nebenwirkung.

Erst wenn diese Maßnahmen nicht den gewünschten Erfolg zeigen und Ihnen die Übelkeit unerträglich erscheint, sollte eine Therapie ins Auge gefasst werden. Mit Akupunktur, speziell auch mit Ohrakupunktur, kann man die Symptome sehr gut behandeln. Dies sollte aber nicht Anlass dazu geben, die aufgeführten Zusammenhänge außer Acht zu lassen.

Die Anwendung von schulmedizinischen Medikamenten ist abzulehnen.

Medizinische Grundlagen des Schwangerschaftserbrechens im Überblick

Zeitpunkt des Erbrechens:	In der Regel zwischen der 6. und der 12. Schwangerschaftswoche
Gefahren durch übermäßiges Erbrechen (Hyperemesis gravidum):	● Wasser- und Elektrolytverlust ● Schwäche und Erschöpfung ● Niedriger Blutdruck und Herzrasen ● Fieber ● Leberschädigung ● Verwirrtheitszustände
Angenommene Ursachen im Rahmen der Schulmedizin:	● Hormonelle Umstellung ● Größenzunahme der Gebärmutter ● Blutarmut im Magen ● Toxine des Embryos
Natürliche Bedeutung des Erbrechens:	● Die toxische Belastung des Embryos wird reduziert. ● Das Risiko für Fehlgeburt und Fehlbildungen wird gesenkt.
Auslöser des Schwangerschaftserbrechens:	● Choriongonadotropin, ein Schwangerschaftshormon, das vom Embryo gebildet wird
Funktion des Choriongonadotropins:	● Verhindert die Menstruation und damit den Abbruch der Schwangerschaft ● Löst das Erbrechen aus ● Beeinflusst das Essverhalten der Mutter

Nahrungsmittel, gegen die häufig eine Abneigung besteht:	• Fleisch, Geflügel und Fisch • Eier • Zwiebel und Knoblauch • Blumenkohl und Brokkoli

Praktische Hinweise zum Schwangerschaftserbrechen im Überblick

Was tun bei normalem (gesundem) Schwangerschaftserbrechen?	• Ruhe und Erholung • Viel trinken • Schon vor dem Aufstehen im Bett eine Kleinigkeit essen • Viele kleine Mahlzeiten über den Tag verteilt einnehmen • Snacks zwischendurch regen die Verdauung an und lindern die Übelkeit. • Eisenpräparate absetzen • Heilerde in Wasser gelöst einnehmen • Am besten keine Therapie, wenn doch, dann nur eine natürliche, z. B. Akupunktur • Vorsicht mit Ingwer • KEINE MEDIKAMENTE
Was tun bei übermäßigem Schwangerschaftserbrechen?	• Infusionen zum Ausgleich des Wasser- und Elektrolytverlustes • Toxische Belastung reduzieren • Psychosomatischen Hintergrund abklären • Akupunktur oder Akupressur • Im Notfall schulmedizinische Medikamente

Jung und gesund bleiben mit der richtigen Ernährungsformel

Genuss und gesunde Ernährung sind kein Widerspruch. Das kompetente Autorentrio bietet eine wichtige Orientierungshilfe. In seinen Besser-Esser-Tipps verrät es, warum drei Mahlzeiten am Tag besser sind als fünf, welche Nahrungsmittel zu welcher Tageszeit optimal sind, weshalb mehr Fett gegessen werden darf, welche gesundheitlichen Effekte einzelne Nahrungsmittel haben.

Zu den wirkungsvollen Empfehlungen gibt es leckere und unkomplizierte Rezepte mit Angabe der jeweiligen Besser-Esser-Faktoren und der besonderen Schutzwirkung.

Michaela Axt-Gadermann
Peter Axt
Sylvia Schmitt
Einfach besser essen

176 Seiten, ISBN 978-3-7766-2515-8

HERBiG www.herbig-verlag.de